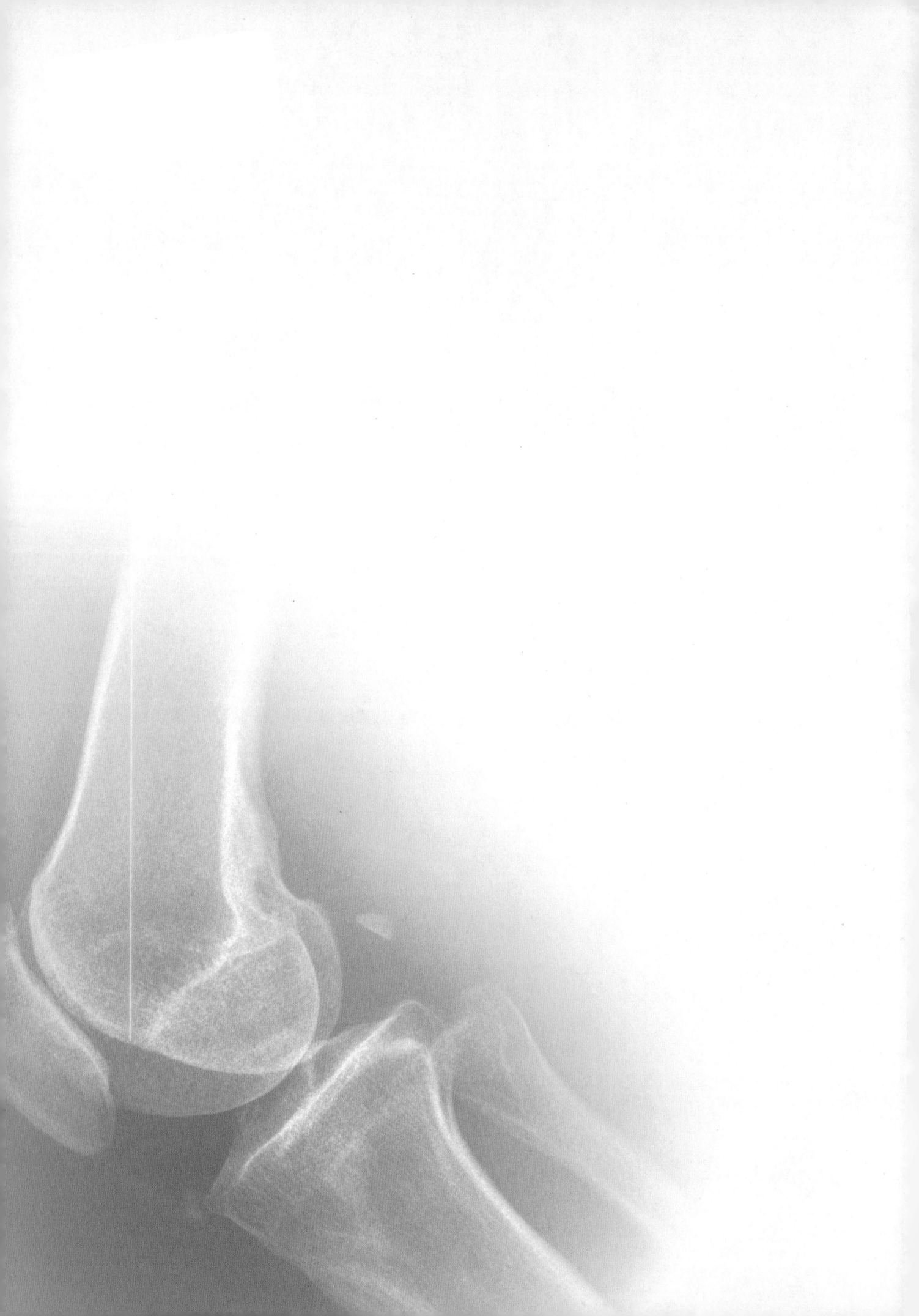

浙江省普通本科高校"十四五"重点立项建设教材

关节运动损伤

Joint Sports Injuries

主　编　吴连国

副主编　陈　华　董黎强　张兵兵

ZHEJIANG UNIVERSITY PRESS
浙江大学出版社
·杭州·

图书在版编目（CIP）数据

关节运动损伤 / 吴连国主编. -- 杭州：浙江大学
出版社，2025. 8. -- ISBN 978-7-308-26662-8

Ⅰ. R684

中国国家版本馆CIP数据核字第2025CQ2616号

关节运动损伤

吴连国　主编

策划编辑	阮海潮（1020497465@qq.com）	
责任编辑	阮海潮	
责任校对	王元新	
封面设计	续设计	
出版发行	浙江大学出版社	
	（杭州市天目山路148号　邮政编码：310007）	
	（网址：http://www.zjupress.com）	
排　　版	大千时代（杭州）文化传媒有限公司	
印　　刷	杭州宏雅印刷有限公司	
开　　本	889mm×1194mm　1/16	
印　　张	10.25	
字　　数	250千	
版 印 次	2025年8月第1版　2025年8月第1次印刷	
书　　号	ISBN 978-7-308-26662-8	
定　　价	60.00元	

《关节运动损伤》

编委会

前　言

　　随着全民健身运动的普及，公众对体育运动的热情也日渐高涨。运动损伤已成为影响运动参与者和职业运动员健康的重要问题之一。其中，关节运动损伤因其高发性、复杂性和长期性，尤其受到医务工作者与运动康复教育工作者的关注。浙江省作为高质量建设体育强省和教育改革先行区，急需一部系统化、科学化，兼具实践指导意义的专业教材。为此，我们编写了《关节运动损伤》一书，旨在为医学、运动康复、体育教育等专业的学生及从业者提供理论支持与实践指引。

　　关节运动损伤机制涉及解剖学、生物力学、运动医学等多学科交叉。近年来，相关研究显示，膝关节损伤在马拉松跑者中的发病率高居首位，踝关节扭伤病例占运动损伤总病例的比例最大。这些数据凸显了关节损伤防治的重要性。然而，现有教材往往侧重单一学科知识，缺乏对损伤机制、临床诊疗与康复训练的系统整合。本教材以"预防—诊断—治疗—康复"为主线，结合国内外最新研究成果与临床实践案例编写而成。

　　本教材共分为八章：关节运动损伤总论、肩关节运动损伤、肘关节运动损伤、腕关节与手部运动损伤、脊柱运动损伤、髋关节运动损伤、膝关节运动损伤和踝关节与足部运动损伤。全书以科学性、实用性和前瞻性为原则，将基础研究与临床实践相结合，从关节解剖结构与生物力学特性入手，深入解析损伤机制，辅以影像学与体格检查方法，并结合国内外相关研究进展，强调防治并重，注重运动损伤的预防策略，同时详细阐述了急性期处理与慢性损伤的阶梯治疗。

　　本教材适用于临床医学、中医骨伤学、运动康复、体育教育等专业的本科生与研究生，亦可作为运动队医、康复治疗师的参考用书。随着运动医学的快速发展，关节损伤的诊疗技术也日新月异。我们期望本教材不仅能传递现有知识，更能激发读者对前沿领域（如组织工程修复软骨损伤、人工智能辅助诊断）的探索兴趣。书中不足之处，恳请各界同仁批评指正，共同推动我国运动损伤防治事业的发展。

《关节运动损伤》编委会

于杭州

目 录

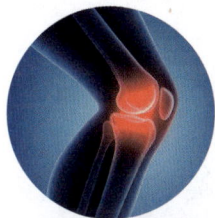

第一章

关节运动损伤总论

第一节 关节运动损伤的定义与基本组成

一、关节运动损伤的定义

关节运动损伤是指在体育运动过程中所发生的各种关节损伤。它的发生与训练安排、运动项目、运动技术、运动训练水平和运动环境等因素有关。

二、关节运动损伤的基本组成

（一）肌肉损伤

肌肉损伤包括肌肉拉伤、挫伤和断裂等，正确的处理需要准确的诊断。在损伤发生初期，伤部尚未出现肿胀，并且由于肌肉松弛和感觉神经传导的暂停，疼痛较轻。然而，一旦肿胀和疼痛加重，或者肌肉发生痉挛，再进行检查就会变得困难。因此，应尽早进行检查以明确诊断。在运动员中，肌腱断裂比较常见，而肌肉完全断裂较少见。如果出现肌肉的断裂或局部血肿，应及时进行手术修复或清除，并且术后应尽早进行康复治疗。

1. 股四头肌损伤

股四头肌损伤往往是外力冲撞所致，股四头肌全长与股骨接触，使得其易遭受挤压应力。由于股直肌位于股四头肌的最前方，所以是最常损伤的肌肉。

2. 腘绳肌损伤

在临床上，通常将半腱肌、半膜肌和股二头肌大腿屈肌群统称为腘绳肌。腘绳肌损伤可分为慢性劳损型和急性外伤型。腘绳肌损伤在赛跑、跳跃和跨栏等运动员中较为常见。腘绳肌损伤的愈合速度较慢，且易复发。

3. 内收肌群损伤

内收肌群包括大收肌、短收肌、长收肌、耻骨肌和股薄肌。髋内收肌拉伤分为急性损伤和过度使用综合征。

4. 跖肌腱和腿部三头肌损伤

该损伤在多种运动项目中易发生，常见于网球、赛跑、跳高和跳远等活动中，通常是在膝关节伸直时突然蹬地提踵而导致损伤。此外，直接冲击也可能导致小腿内侧肌肉损伤，肌肉在剧烈收缩时受到外力撞击，往往会导致肌肉部分或完全断裂。

（二）韧带损伤

韧带是将骨骼连接在一起的纤维组织，它们可以附着在骨骼表面或与关节囊的外层结合，以增强关节的稳定性，预防受伤。当遭受外力时，如果韧带被拉伸到超过其最大耐受程度，就会发生损伤。当韧带部分受损但无导致关节脱位的趋势时，被称为扭伤；而当韧带完全断裂，或者韧带附着部位的骨质撕裂时，就可能出现潜在的关节脱位、部分脱位甚至完全脱位的情况。

1. 膝关节前交叉韧带损伤

前交叉韧带是膝关节中最重要的前向稳定结构，同时也对限制膝关节的旋转和内外翻扭转起着重要作用。当该韧带断裂后，膝关节多个方向会出现不稳定，尤其是前向不稳定。此外，该韧带断裂后，由于失去本体感受器，膝关节的本体感知能力下降，膝关节易反复发生扭伤。随着时间的推移，膝关节及周围组织的损伤会进一步加重。受损侧膝关节功能的缺失会导致双下肢协同运动模式异常，进而加速健侧肢体和相邻关节的退行性变化。

膝关节前交叉韧带损伤在运动创伤中较多见，可单独损伤，也可与侧副韧带及半月板同时损伤，后者称为联合损伤。

2. 膝关节后交叉韧带损伤

膝关节后交叉韧带起于胫骨髁间后窝的后部，斜向后上方走行，止于股骨内侧髁间侧面前内侧部，主要功能是稳定膝关节，防止胫骨过度后移。后交叉韧带损伤多与前交叉韧带损伤同时发生。

3. 膝关节内侧副韧带损伤

膝关节内侧副韧带呈扇形，上下两端附着于股骨及胫骨的内髁，损伤分为部分损伤及完全断裂。

4. 踝关节侧副韧带损伤

踝关节侧副韧带损伤是最为常见的软组织损伤之一，约占所有运动损伤的15%，若处理不当，20%～40%会导致踝关节不稳或慢性疼痛。踝关节侧副韧带损伤以外侧韧带损伤较多，尤其以距腓前韧带损伤最常见。

（三）肌腱损伤

肌腱损伤是一种常见的运动创伤，也是临床软组织损伤的常见类型之一。根据北京运动医学研究所1982年的报告，2725例运动创伤中，肌肉与筋膜损伤占22.01%，肌腱和腱鞘损伤占12.03%，肩袖损伤占5.10%，总计占39.14%。肌腱损伤可以是急性损伤，也可以是慢性劳损。严重的肌腱损伤可能导致肌腱断裂或肌肉与肌腱结合部的断裂。一般的肌腱损伤常表现为肌腱和（或）腱止点结构的急性或慢性炎症。腱止点结构的慢性损伤也被称为末端病，其表现为局部肿痛、压痛，严重时可能影响运动功能。肌腱损伤的病理变化包括肌腱周围的充血、增厚、变性、粘连、腱止点处的钙化、软骨层的断裂或变薄、潮线下移和新骨生长等。

肌腱损伤好发于肩袖肌腱、肱二头肌长头肌腱、股四头肌肌腱、髌腱和跟腱等。肌腱损伤发生时常伴有其附属结构如腱鞘、腱围、滑囊等的炎症。

1. 肩袖损伤

肩袖，也被称为腱袖或旋转袖，由肩胛下肌（肱骨内旋）、冈上肌（肱骨在90°范围内外展）、冈下肌和小圆肌（肱骨外旋）等肌腱组成。这些肌腱止于肱骨的大小结节以及部分位于外侧颈部，形成覆盖在肩关节前、上和后方的袖状组织。肩袖的功能不仅使肱骨能够在上述几个方向上进行活动，同时还起到类似韧带的作用，紧密地将肱骨头与肩胛盂连接在一起，起到悬吊肱骨、稳定肱骨头并协助三角肌外展上臂的作用。

肩袖损伤统指肩袖肌腱的损伤及继发的肩峰下滑囊炎，其中冈上肌肌腱在肩外展外旋时易受肩峰碾压而受损、变性及断裂。肩袖损伤多见于标枪、铅球、排球、体操及举重等运动员。损伤发生后常经久不愈，影响训练和比赛。

2. 肱二头肌长头肌腱损伤

肱二头肌长头肌腱起自肩胛盂的上缘，在紧贴肱骨头的关节面上向前下方穿过结节间沟，然后穿出肩关节和腱鞘的外侧。结节间沟由肱横韧带覆盖，该韧带横跨在肱骨的大小结节之间。结节间沟的上部由肩胛下肌腱筋膜覆盖，下部则由胸大肌腱筋膜覆盖。该腱在关节内部与浅层的关节囊和喙肱韧带密切相关，并被滑膜鞘包绕。它的主要功能是屈曲肘关节并使前臂后旋。长头肌腱在结节间沟内移动时，受盂肱关节的运动影响会上下滑动或形成角度屈曲，因此容易因反复摩擦而受损。肱二头肌长头肌腱损伤常见于标枪、铅球、吊环、单杠、举重和排球等运动员。

3. 肱三头肌肌腱损伤

肱三头肌位于上臂的后侧。长头肌起源于肩胛骨的盂下粗隆，沿着大圆肌和小圆肌之间向下行走，是三边孔和四边孔的分界标志。外侧头肌起自肱骨大结节的下部至三角肌粗隆之骨嵴，在桡神经沟之上。内侧头肌位于桡神经沟之下，起源于肱骨干的后面以及臂内侧和外侧肌间隔。肱三头肌的三个头向下合并形成一个扁平的腱，分为深层和浅层两层，中间有腱间滑囊，两层纤维向下延伸至肘部汇合，止于尺骨的鹰嘴上方后面和前臂外侧的深筋膜。该肌肉的主要功能是伸展肘关节，并协助上臂内收。肱三头肌肌腱损伤常见于棒球、垒球、高尔夫球和体操等运动员。

4. 肱骨内上髁炎

肱骨内上髁炎又称高尔夫球肘，是前臂屈肌腱止点肱骨内上髁部位的慢性炎症。常见于高尔夫球、棒球、垒球和网球运动员，亦见于纺织女工和瓦工。

5. 肱骨外上髁炎

肱骨外上髁炎也被称为网球肘，是一种常见的肘部疾病，表现为肘部疼痛，通常发生在手臂外侧和肘部附近。肱骨外上髁炎主要影响肱骨（上臂骨）外侧上端的髁（突起），特别是肘关节的外上方。通常在过度使用前臂肌肉，特别在进行重复性手臂活动时，引起肱骨外上髁部位的炎症和疼痛。这种损伤常见于运动员、办公室工作者和手工业劳动者。

6. 股内收肌腱损伤

股内收肌群由股薄肌、长收肌、耻骨肌、短收肌和大收肌等组成，起源于耻骨上支的前面，除了股薄肌止于胫骨上端的内侧外，其他肌肉均止于股骨的髁。其主要功能是使大腿内收并参与大腿的外旋。股内收肌腱损伤在临床上较为常见，主要表现为股内收肌耻骨腱起点处的损伤以及股内收长肌肌腹和肌腱部分的损伤。这种损伤最常见于骑马运动员，同时也可见于体操、滑冰、自行车、足球、舞蹈、杂技以及短跑运动员等。

7. 髂胫束损伤

髂胫束损伤多见于需反复屈伸髋膝关节者，如足球、冰球、手球的守门员，以及跨栏运动员、自行车运动员及士兵等。

8. 股四头肌肌腱损伤

股四头肌肌腱损伤多见于跳跃、足球、排球、篮球运动员，多与频繁伸膝，股四头肌肌腱受到反复牵拉产生的慢性损伤有关。

9. 髌腱断裂

髌腱断裂是一种较少见的运动损伤。髌腱断裂通常是髌骨下缘撕脱，亦可见髌腱远端的胫骨结节撕脱。由于股四头肌的收缩，髌骨可以随股四头肌肌腱向上回缩 3～6cm。因此，对于髌腱断裂而言，应重视早期修复。晚期由于髌腱失张力后挛缩和瘢痕化，往往不得不施行重建手术。

10. 髌腱末端病

髌腱末端病又称髌尖末端病、"跳跃膝"，是由于跳跃时髌腱在髌尖附着点处受到反复的大力牵拉而使髌腱腱止结构组织出现损伤性改变。

11. 跟腱断裂

跟腱断裂可发生在跟腱的止点、中段及肌腹移行处，多为不整齐的乱麻状撕裂。

12. 跟腱止点末端病

损伤会导致跟骨跟腱止点部位局部肌腱撕裂，出现局部充血、渗出和水肿等症状。随后，新陈代谢产物在该区域引起粘连、增厚、纤维化、软骨化甚至钙化等变化，最终导致该肌腱功能显著减弱，引发慢性、间歇性疾病。这种损伤主要发生于踝部过度伸展时过多的跳跃动作，属于滑车型末端病变。该疾病最常见于体操、篮球、舞蹈和京剧等职业从业者。

（四）关节软骨损伤

关节软骨损伤是指由急性创伤或慢性劳损导致的关节软骨的破坏。

1. 膝关节软骨损伤

膝关节软骨损伤会引起疼痛和关节活动度降低，并且通常最终会进展为骨性关节炎。近年来，随着关节镜技术和磁共振成像（MRI）技术的进一步应用，对于膝关节关节面软骨损伤的诊断水平也有了显著提高。尽管非手术治疗用于某些患者可能取得满意的效果，但由于软骨损伤有可能最终发展为骨性关节炎，目前广泛采用的是关节镜下的微骨折和软骨成形术，旨在通过制造微小骨折来利用机体自身的修复能力，为软骨再生创造良好的环境，从而促进软骨的修复。

2. 半月板损伤

半月板是位于膝关节中间的半月形软骨结构。膝关节中有两个半月板：内侧半月板和外侧半月板。内侧半月板呈 C 形，其边缘与关节囊和内侧副韧带的深层相连；外侧半月板呈 O 形，腘肌腱与半月板中后部分相接，将半月板与关节囊隔开。

半月板与关节囊相连部分的边缘区域、外侧的一半以及前后角的附着点有血液供应，而内侧部分则缺乏血液供应。因此，只有半月板边缘区域的中外侧部分遭受损伤，才有可能进行自我修复。

膝关节半月板损伤是最常见的运动创伤之一，常见于足球、篮球、体操等项目的运动员，也较常见于武术演员。该损伤多发生于小腿被固定不动时，股骨发生内外旋或内外翻位，并突然伸直或下蹲的运动中。半月板在处于不协调的运动状态下时，如果受到强烈挤压，也可能发生撕裂。

3. 腕关节三角纤维软骨复合体损伤

三角纤维软骨复合体位于腕关节内侧，是由三角软骨、韧带、肌腱和软骨组成的结构。三角纤维软骨复合体的主要功能是稳定腕关节，减轻手腕和前臂之间的摩擦，以及分担手部活动时的负荷。

腕关节三角纤维软骨复合体损伤是指三角纤维软骨复合体结构的部分或全部受损，可能包括韧带撕裂、软骨损伤或软骨剥离。其主要表现为疼痛、手腕活动受限、手腕不稳定感、握力减弱。这种损伤通常由以下因素引起：①外力冲击：如摔倒时用手撑地带来的冲击、突然的扭转运动或直接的撞击。②重复应力：长期重复的手腕和前臂活动，特别是在强力撞击、旋转或抓握物体。

4. 踝关节软骨损伤

踝关节软骨损伤最多见于足球运动员，据报道其发病率可高达 80%，故亦称足球踝。这种损伤在体操、滑雪等运动中亦可发生。由于后期距骨常出现骨赘，故本病曾被称为踝关节撞击性骨疣。

踝关节运动时疼痛和活动受限是本病的主要症状。早期为活动时疼痛，以后即使休息时也会发生疼痛。疼痛部位以踝前居多，正脚背踢球时，踝后部骨赘与软组织撞击挤压产生疼痛。急跑和跳跃时，胫前唇和距骨颈撞击产生疼痛。随着骨赘增生、滑膜囊增厚及游离体形成，关节活动受限日渐明显，直至关节活动度明显减少。有时还可感觉到关节面的摩擦音，主要为粗糙的关节面和肥厚的滑膜或游离体摩擦所致。体征主要有关节轻度肿胀、压痛、摩擦感和摩擦音，关节间隙减小，偶可扪及游离体。依据病史、临床表现及 X 线检查，即可确诊。

预防上可以加强踝关节周围肌肉训练，伤后或比赛时用弹性绷带或黏膏裹扎，防止踝关节过度屈伸和内外翻，避免反复扭伤，是预防足球踝的有效措施。注意对患处的保护，不要有再次损伤。不要提重物、不要久站，不要剧烈活动，定期进行患处的影像学检查。

5. 距骨骨软骨损伤

距骨骨软骨损伤是指距骨滑车局限性的骨软骨损伤，是累及距骨弯隆关节软骨面和（或）软骨下骨质的损伤，表现为局部关节软骨剥脱，在临床较为常见，损伤后可引起踝关节反复疼痛、肿胀等不适，是踝关节慢性疼痛的主要原因之一。距骨骨软骨损伤主要由外伤引起，创伤最容易造成距骨顶前外侧软骨损伤，后内侧损伤较少。部分距骨骨软骨损伤特别是后内侧损伤不一定是由外伤引起，损伤原因可能与原发性缺血、内分泌、代谢以及家族遗传等因素有关。

距骨骨软骨损伤拖延越久损伤越重，因此只有做到早发现才可能有保守治疗的机会。保守治疗包括休息、制动、非甾体抗炎药物以及冲击波等治疗。由于距骨关节软骨是透明软骨，其内无神经、血管和淋巴系统，缺乏修复能力，因此既往研究提示仅有少部分患者经保守治疗可以缓解症状，绝大部分患者仍需要手术治疗。

第二节　关节运动损伤的诊治现状与发展

随着科学技术水平的不断提高，运动训练技术发展迅速，运动员在运动成绩上取得不断进步的同时，也提高了身体素质。然而，在这个过程中，运动损伤不可避免地会发生。作为运动医学临床工作的主要研究领域之一，运动损伤为运动医学科的发展奠定了可靠的理论基础。在我国，关于体育运动损伤的研究主要涉及以下几个方面。

一、关节运动损伤的流行病学研究

（一）不同运动人群流行病学调查特点

有研究资料显示，游泳运动员的运动损伤发病率为 56.99%，其中男性运动员占32.26%，女性运动员为 24.73%。这些创伤主要表现为急性损伤或急性损伤持续而成为慢性损伤，只有约 20% 属于慢性损伤。冰球运动员中易出现多发性损伤，占总损伤发生率的

70% 以上。发病率最高的六种疾病依次为腰背肌肉筋膜炎、髌腱周围炎、腕关节三角软骨盘损伤、踝关节韧带断裂和不稳、髌骨软骨病和肩袖损伤。

有研究者对我国的优秀竞技体操运动员进行了创伤调查，发现竞技体操运动员有着不同程度的损伤，其中损伤的高危部位为腰、踝、腕、肩、膝，分别占 44.67%、42.42%、40.91%、39.39%、37.88%，男性运动员损伤部位以上肢为主，女性运动员以下肢为主；运动损伤形式以扭伤、劳损、挫伤 / 擦伤为主。损伤的病程以急性为主，以慢性为次；慢性损伤随运动等级的提高而增加，而急性损伤与之相反；损伤程度以轻伤和中度为主。

（二）不同运动项目流行病学调查特点

1. 体操

体操是一种力量和协调性要求较高的运动项目，技术中支撑、落地等动作较多，因此体操运动员主要损伤部位是肘、踝关节，以肘关节损伤最为严重，临床症状以肘关节骨髓炎、合并软组织急慢性损伤较多。其次为踝关节，多为起跳落地后扭伤为主。在吊环中因摆动振幅不协调造成腰部损伤的比例最大，跳马中以落地不当而致膝关节和踝关节损伤多见。

2. 田径运动

田径运动包括跑、跳、投掷和竞走。短跑运动员常见创伤有大腿后部屈肌拉伤、足踝腱鞘炎、跟腱纤维撕裂、跟腱纤维断裂、跟腱炎、髂骨前上棘的断裂、踝关节与膝关节扭伤、足部籽骨骨折等。中长跑损伤有胫腓骨疲劳性骨膜炎或骨折。马拉松运动员常发生膝外侧疼痛综合征、胫前肌腱鞘炎及足趾挤压伤。跨栏运动员最易发生大腿后肌肉拉伤（包括坐骨结节末端病）、腰痛及髌骨软骨病。跳高、跳远、三级跳和撑竿跳运动员常见创伤为踝关节韧带拉伤或骨折、足跟挫伤、膝关节的韧带与半月板损伤、前臂骨折及肩部挫伤。投掷运动员常见创伤为肌肉韧带拉伤（肩、腰、膝、肘关节）或骨折。铁饼运动员常见创伤为髌内软骨病、髌腱拉伤及伸膝腱膜炎。投掷手榴弹与标枪运动员常见肩袖伤、内侧副韧带和肌肉的拉伤，投掷时，髌骨软骨病或伸膝腱膜炎最常见。掷链球运动员常见创伤为斜方肌拉伤。铅球运动员常见创伤为掌指关节扭伤、左侧腰方肌拉伤、指屈深肌腱拉伤、蚓状肌拉伤及髌骨软骨病。

3. 球类运动

篮球运动强度大、速度快，具有较强的对抗性和频繁的身体接触，最常见的创伤是踝关节韧带的拉伤或骨折、膝的韧带半月板损伤、指挫伤及腕部舟状骨骨折、髌骨软骨病。足球运动是创伤发生率最高的运动项目之一。其造成的损伤多为轻伤，以膝、踝关节扭伤、大腿前后肌肉拉伤、挫伤最常见，其中半月板撕裂、膝十字韧带撕裂、髌骨骨折、髌骨软骨病虽比较少见，但一旦发生，治疗较为困难。守门员则多发生手腕（舟状骨骨折）及肘的创伤（鹰嘴皮下滑囊炎及血肿），"足球踝"、趾骨炎及髌骨软骨病慢性创伤也较多见。排球是技能性要求很高的竞技项目，其损伤发生率的高低依次为膝、踝、肩、腰、手指、肘、腕，以肩袖损伤、冈下肌麻痹、肱二头肌肌腱腱鞘炎最多。膝伤以髌骨软骨病、股四头肌外侧头末端病、半月板骨折与棘突骨膜炎较多。此外，扣球、封网、救球倒地等动作也可以导致背部、臀部的挫伤及上下肢其他关节韧带的拉伤或扭伤，其中指扭伤、骨折和脱位最常见。就损伤性质而言，急性以踝关节损伤居多，慢性以韧带和关节囊损伤居多。从国外研究发展动态来看，Deloesm 通过对参加 12 个运动项目的男女运动员的损伤研究后指出：膝关节损伤占所有运动损伤的 15%～50%。女子在登山、高山滑雪、体操、篮球、排球和团体手球 6 个项目中损伤多于男子。在 5 个项目中（冰球、团体手球、足球、高山滑雪、篮球）男女的膝关节损伤和交叉韧带损伤发生率均较高。

二、关节运动损伤临床诊断研究进展

运动损伤的诊断是预防、治疗和伤后安排康复锻炼的重要依据，对保障运动员的身体健康、预防和治疗起到了重要的作用。一个世纪以来，我国运动创伤领域的临床诊断研究有了很大的发展，大致经过了以下几个阶段。

（一）观察

在过去相当长的一段时间里，对运动损伤诊断主要靠观察伤员的全身状况，从伤员的行动、表情、步态、脱衣、坐卧过程中，初步估计伤病部位、主要体征和功能状况，然后观察伤部情况。

（二）物理检查与诊断

主要通过触诊、叩诊、听诊、测量、特殊测验、神经系统检查、血管检查等手段来做出正确的判断，如心动图、心电图。

（三）影像学检查与诊断

主要通过影像学手段如拍摄 X 线片、CT、MRI、关节镜（内镜）及多普勒超声检查等进行诊断。

1. X 线检查

拍摄 X 线片检查是多年来检查、诊断骨和关节损伤的常用方法，对一般的四肢骨折、关节脱位及某些软组织的病变具有一定的诊断意义。由于它是单一的平面影像，复杂部位及特殊类型的骨损伤不能在平面上清晰显示，因而极易造成误诊或漏诊。

2. CT 检查

CT 检查主要用于各种结构复杂的部位和特殊类型的骨损伤。此外，对肌肉肌腱和韧带撕裂、血肿、半月板破裂等软组织损伤也有一定的诊断意义。

3. MRI 检查

MRI 检查有极高的分辨率，在脊柱、四肢及关节的检查中优于 CT，不仅可以显示脊髓是否受压，而且还可以清楚显示脊髓本身和周围软组织的受损情况。除了可帮助诊断骨关节和软组织伤病外，可辅助诊断运动员慢性间隔综合征。近年来，MRI 检查在运动创伤中还有新的应用，有助于对训练效果的评定和生理病理界线的划分。

4. 关节镜检查

关节镜检查可直接看到关节内病变，在直视下可做关节内手术，几乎用于各种关节的检查与治疗，具有手术创伤小、安全、术后反应小、康复快的优点，近几年来已成为我国运动创伤检查、诊断和治疗的重要方法之一。由于技术的发展，许多复杂的手术现在都可以在关节镜下完成，使用范围也从较早仅限于膝关节扩展到其他关节，特别是一些小关节如肩、肘、踝、腕甚至更小的关节，大大扩大了关节镜手术的适应范围，为运动员术后康复创造了有利条件。

5. 多普勒超声检查

多普勒超声检查不仅可以对许多软组织损伤进行诊断，而且可以追踪组织愈合的程度。国外已用它来显示肌纤维和腱纤维，分辨率极高。由于超声技术的无创性，运动员软组织损伤后愈合程度可在无创条件下观察，大大有利于医生对愈合程度的及时判断和指导患者的康复。

6. 核素检查

近年来应用正电子发射计算机断层显像（positron emission tomography, PET）技术使影像与组织代谢情况结合起来，提供了除影像以外的其他信息，对诊断和预后均有较大价值。

随着影像医学的发展，CT、MRI、彩色多普勒超声、核素扫描等技术都开始在运动创伤临床中应用，使一些原来难以诊断或不可能诊断的疾病得以明确诊断，大大提高了临床诊断的准确性。

三、关节运动损伤的治疗研究进展

运动损伤治疗过去一般采用中草药、针灸、拔罐、按摩、局部药物注射、物理疗法等，随着医学技术的不断进步，关节运动损伤的治疗一直在不断发展。

（一）保守治疗

对于一些轻度的关节运动损伤，如扭伤或拉伤，保守治疗仍然是首选。治疗方式包括休息、冷敷、压迫和抬高患处，以减轻疼痛和肿胀。物理治疗和康复训练也可以帮助恢复关节功能。

（二）药物治疗

药物治疗可以通过减轻疼痛和炎症来促进关节损伤的康复。常用的药物包括非甾体类抗炎药（nonsteroidal antiinflammatory drugs, NSAIDs）、局部麻醉药和肌肉松弛剂等。

（三）关节注射治疗

关节注射治疗是通过向关节内注射药物来减轻疼痛和炎症。常用的注射治疗方法包括糖皮质激素注射、透明质酸注射和血小板富集血浆（platelet-rich plasma，PRP）注射等。

（四）外科手术治疗

对于严重的关节运动损伤，如关节脱位、骨折等，可能需要进行外科手术治疗。手术方法包括关节镜手术、骨折复位和关节置换等。

1. 关节镜手术

关节镜手术是一种微创手术，通过小切口和纤维镜在关节内进行操作。这种手术可以用于修复软骨损伤、修复韧带或肌腱撕裂，以及清理关节内的异物或炎症。关节镜手术恢复时间较短，创伤较小。

2. 骨折复位

当骨骼因外力作用发生断裂并出现移位时，为了恢复骨骼的正常解剖结构和功能，需要进行复位操作。骨折复位后，为了保持骨折断端的位置稳定，需要进行固定。固定的方法有外固定和内固定两种。骨折复位的主要目的是恢复骨骼的连续性和正常解剖结构，为骨折愈合创造良好的条件。因为良好的复位可以使骨折断端更好地接触，有利于新生骨痂的生长，促进骨折的愈合。同时，正确的复位还能最大限度地恢复肢体的功能，减少骨折畸形愈合或不愈合等并发症的发生概率。

3. 人工关节置换

对于严重的关节运动损伤，如关节退行性疾病或严重的关节炎，人工关节置换手术可能是最佳选择。这种手术将受损的关节部分替换为人工关节，可以显著减轻疼痛并恢复关节功能。

（五）干细胞治疗

干细胞治疗是一种新兴的治疗方法，通过将干细胞注射到受损的关节中来促进组织修复和再生。干细胞具有自我更新和分化为多种细胞类型的能力，可以帮助修复受损的软骨和韧带。

（六）生物制品和生物材料

一些生物制品和生物材料也被用于治疗关节运动损伤。例如，生长因子和蛋白质可以促进组织修复和再生，软骨移植和韧带移植可以用于修复受损的组织。

（七）基因治疗

基因治疗就是通过注射特定 DNA 片段的方式，使基因载体直接进入滑膜细胞或软骨细胞，诱导该基因在关节内大量表达的一种治疗方法。理想的基因转移载体是基因治疗有效实施的关键，也是当前限制基因治疗的主要技术障碍。对创伤性骨关节病的基因治疗，目前国内外均处于实验阶段，离临床应用还有相当距离，但会为肌肉、关节软骨及脊柱损伤提供一条新的治疗途径，为运动损伤治疗带来根本性的革命。

（八）高压氧治疗

高压氧治疗是指将人体置于高于一个大气压的环境中吸入纯氧，以提高血液中的氧含量和氧分压，增大血液与细胞之间的氧分压差，增加氧的有效扩散距离。运动损伤发生后，会产生炎性细胞因子，出现血管通透性增加、中性粒细胞迁移和水肿等炎性反应，继而发生肌肉酸痛、肿胀、僵硬和肌肉力量下降等不良现象，而高压氧治疗能够抑制炎性反应、促进肌肉细胞和毛细血管再生以及改善受伤组织的血流灌注，从而促进肌肉及韧带损伤的恢复。

（九）中医药治疗

中医药治疗运动损伤具有简便、疗效好、恢复快、不良反应小等优势，可有效减轻运动员运动损伤后的疼痛感，缩短临床治疗时间，效果显著，具有较高的临床实用价值。中医药疗法治疗运动损伤主要是起到活血化瘀、舒筋活络、调肝补血的作用，所采用的方法主要有针灸、推拿、拔罐等非药物疗法以及中药外用和内服疗法。

总体而言，随着医学技术的不断进步，关节运动损伤的治疗方法也在不断发展，旨在为患者提供更好的治疗效果和康复机会。这些进展为患者提供了更多的治疗选择，并帮助他们更好地恢复关节功能，提高生活质量。

四、关节运动损伤后的康复

康复医学的发展大大促进了伤者的恢复，也使伤者的康复程度评定有了客观的指标。随着运动创伤学的发展，患者伤后能否很快康复，不仅取决于临床医师的治疗，在很大程度上还取决于之后所采取的康复手段是否卓有成效。许多康复医学专家已就不同疾病的康复进行了程序化处理。目前，对康复措施的认识，已经从一般性康复程度发展到个体化指导。此外，在康复过程中还包含了其他内容，如心理康复日益被重视等，这些都使得现代康复变得越来越重要，效果也越来越好。现代康复的理念及其系统的有针对性的康复手段，已经成为运动创伤临床中的一个不可缺少的重要内容。

第三节　关节运动损伤的生理、病理学基础

一、骨骼肌运动损伤的生理、病理学基础

骨骼肌损伤是肌肉突然剧烈收缩或被动过度拉伸过长而引起肌肉微细损伤、部分撕裂或完全撕裂。

（一）骨骼肌的结构

每块骨骼肌可分为肌腹和肌腱两部分。肌腹色红柔软，主要由肌纤维组成，具有收缩能力。肌腱色白强韧，主要由平行致密的胶原纤维束构成，无收缩功能。大多数肌肉通过肌腱附着于骨骼。当暴力突然作用于肌肉时，往往导致肌腹断裂，或两肌腹间连接处或肌腱附着处断裂。

除了肌纤维外，肌肉还分布着神经纤维、结缔组织、血管、淋巴管等。肌腹内分布有运动神经末梢，中枢神经冲动可通过运动神经末梢传至肌肉，支配机体活动。肌腹和肌腱中均有感觉神经末梢，其通过感受肌纤维张力变化的刺激，将冲动传到中枢神经系统，实现各肌肉之间的协调运动。

（二）骨骼肌的作用

通过骨骼肌的收缩功能，人能完成不同的活动。骨骼肌的最大特点是受个人意识所控制。根据肌纤维结构、生理、新陈代谢的不同，骨骼肌可分为快肌和慢肌。慢肌又被称为红肌，慢肌分布着丰富的微细血管，肌肉细胞内的糖原和线粒体都较少，慢肌收缩的能量主要来源于有氧呼吸。而骨骼肌的抗疲劳性与肌纤维和运动所需的能量有关，虽然慢肌的收缩速度慢，但具有较好的抗疲劳能力，是支配日常生活活动的主要肌群。快肌又被称为白肌，肌肉细胞中含有较多的糖原和线粒体，而微细血管相对较缺乏，快肌收缩的能量主要来源于无氧呼吸，虽然具有强大的爆发力，但不持久。

（三）骨骼肌损伤的病理

1. 骨骼肌损伤的分类

骨骼肌损伤一般可分为急性损伤和慢性损伤两大类，急性损伤占70%，慢性损伤占30%。急性损伤常见于骨骼肌突然受力引起的冲击伤，包括肌肉挫伤、撕裂伤、骨折等，若未得到及时有效的治疗，则可转变为慢性损伤。骨骼肌的慢性损伤是由于在日常生活中长时间克服外界的重力、阻力而引起慢性肌肉损伤。

2. 骨骼肌急性损伤的病理

急性骨骼肌损伤后的修复过程可分为三期。①损伤期：在骨骼肌受损的肌纤维膜上，细胞内 Ca^{2+} 外流，Ca^{2+} 依赖性蛋白酶被激活，线粒体呼吸被抑制，有大量炎症细胞聚集，损伤部位出现肿胀、血肿，肌组织坏死、降解及炎性反应。②修复期：随后组织再血管化，同时释放许多血管源性因子，成肌细胞或卫星细胞受生长因子以及损伤肌肉释放信号的刺激而活化，开始形成新肌管。新形成的肌管与幸存肌纤维融合，修复受损肌纤维。③组织塑型期：再生的骨骼肌成熟，瘢痕组织发生机化。

3. 骨骼肌慢性损伤的病理

骨骼肌慢性损伤的病理包括程度较轻的颗粒变性和较重的盘状变性、Zenker 变性、玻璃样变性、蜡样变性等。发生颗粒变性时，肌质内出现细微颗粒，考虑为肌质蛋白凝固的产物，但细胞完整性未受到破坏，可迅速恢复正常。若肌肉缺血状况持续 4 小时以上，有些肌纤维便出现 Z 线断裂，称为盘状变性。此时由于肌纤维结构保持完整，故也可恢复正常。若缺血状况仍未改善，则会进入肌组织坏死、自溶的特殊阶段，此时的肌肉横纹仍模糊可见，肌纤维发生严重的变性坏死，称为 Zenker 变性。在此基础上，骨骼肌组织自溶成一片，肌纤维出现玻璃样变，或密度不均匀的蜡样变性。

二、韧带损伤的生理、病理学基础

（一）韧带的组织结构与功能

韧带是连接骨组织和支持内脏的致密结缔组织，主要由成纤维细胞和细胞外基质构成。这些细胞外基质由水和固体物质构成，韧带中含量最多的成分是水，占韧带的 70% 左右。固体物质包括胶原、基质和弹性蛋白，其中胶原占干重的 65% ～ 90%。韧带的力学性质与胶原的组成比例及结构密切相关。而蛋白多糖具有储留水分子的作用，与韧带的黏弹特性相关。弹性蛋白具有储存能量的功能，能在负荷状态下协助韧带伸展；解除负荷后，恢复韧带长度。

韧带的功能是与骨骼、肌肉等共同维持关节稳定，使关节沿着正常、固定的轨迹运动并限制关节的异常活动。

（二）韧带损伤的分类

当韧带达到极限负荷时，骨 - 韧带 - 骨复合体会发生断裂。根据美国医学会运动医学委员会制定的《运动损伤的标准命名法》，韧带损伤的严重程度可分成三种类型。

Ⅰ度扭伤：有少量的韧带纤维撕裂，有局部压痛症状，无关节不稳定。

Ⅱ度扭伤：有较多的纤维撕裂，可伴有轻至中度关节不稳。

Ⅲ度扭伤：韧带完全断裂，并出现明显的关节不稳定表现。

（三）韧带损伤的病理

韧带断裂后的愈合分为三个时期：炎症期、修复期和改建期。韧带完全断裂后，血管舒张，毛细血管渗透性增加，韧带断端回缩，韧带断端被血凝块充填，各炎症介质募集炎性细胞到达患处，大量的成纤维细胞向血凝块浸润并增殖形成原始的瘢痕组织。此阶段称为炎症期。随后血凝块中新形成的胶原纤维桥接在韧带断端。在新生胶原中，Ⅲ型胶原呈高表达。在成纤维细胞和血管内皮细胞中，生长因子（如 EGF，FGF，TGF-β_1）的表达水平上调，对细胞分化、增殖有促进作用。此阶段称为修复期。随着胶原含量不断增加，结构趋于规则，Ⅲ型胶原表达减少，逐渐以Ⅰ型胶原表达为主，胶原重新排列，与韧带纵轴方向逐渐保持一致。活跃的基质合成开始下降，基质的生化性质逐渐转变为正常韧带。此阶段称为改建期。

三、关节软骨运动损伤的生理、病理学基础

关节软骨损伤在运动创伤中较为常见，因其为不可逆性，一旦受损将严重影响患者的生活质量，故受到人们的广泛重视。

（一）软骨的结构与分类

关节软骨为半透明软骨，呈乳白色，光滑而富有光泽，覆盖在活动关节的双侧骨面。关节软骨是一种特殊的结缔组织，由软骨细胞及细胞外基质所构成，不含神经纤维、血管及淋巴管，其营养主要来自关节滑液和软骨下血管，尤以关节滑液为主要来源。关节软骨具有传递载荷、吸收震荡、润滑和抗磨损的功能。根据软骨组织内所含纤维成分的不同，可将软骨分为透明软骨、弹性软骨和纤维软骨三种。

（二）关节软骨的营养

关节软骨获取营养有两种途径：一是来源于软骨下骨，但它仅局限于骺板尚未封合的青少年儿童；二是来源于关节滑液，它是成年人关节软骨获取营养的唯一途径。滑液由含有丰富毛细血管襻的关节囊滑膜层分泌，滑液中的葡萄糖、盐类及低分子蛋白等物质通过弥散作用机制进入关节腔内。此外，滑膜细胞还分泌透明质酸。因此，但凡影响到毛细血管的正常营养交换，都会导致关节软骨的营养障碍。关节运动是弥散作用的原动力，起着泵的作用，它使滑液中的营养物质进入软骨，又使软骨内的代谢产物因运动挤压而排出进入滑液。

（三）关节软骨损伤的病理

关节软骨的机械损伤可分成软骨细胞和基质损伤、软骨损伤以及骨软骨损伤三类。

1. 软骨细胞和基质损伤

正常软骨组织结构在急性或重复性钝性暴力作用下可导致关节软骨基质发生变化，也可因关节缺乏运动引起软骨变性。这种损伤往往导致软骨细胞的受损，使蛋白多糖浓度降低和胶原纤维网络受到破坏。如果蛋白多糖合成的速度高于丢失的速度，软骨细胞则有能力恢复蛋白多糖的正常水平；如果损伤伴有胶原超微结构的破坏，或者损伤的软骨细胞达到一定的数量，或因关节缺乏运动，使血供减少，软骨无法通过弥散作用获得营养物质，会导致软骨发生不可逆转的退化。此外，软骨细胞合成基质成分受到一系列合成代谢细胞因子的刺激，包括转化生长因子-β（TGF-β）、骨形态发生蛋白（BMP）和胰岛素样生长因子-1（IGF-1）等。如 TGF-β 被认为是关节软骨维持稳态所必需的合成代谢因子，超出正常范围的 TGF-β 活性不利于软骨细胞的代谢和软骨结构的完整性。

2. 软骨损伤

关节软骨损伤的修复反应与其损伤深度的关系密切。单纯软骨损伤仅局限于软骨层内，并未损伤到软骨下骨板，后者能通过屏障作用阻碍骨髓腔中的炎性细胞和多潜能干细

胞迁移到损伤区域，只能通过周围的软骨细胞修复损伤区域。而软骨细胞的修复和再生潜力较差，软骨细胞在损伤区附近增殖并增加基质大分子合成，但新合成的基质和增殖的细胞达不到修复所需要的条件，损伤不久后细胞增殖和合成停止。因此，单纯软骨损伤发生后，仅仅只有损伤周围的软骨细胞代谢增加，而无法产生有效的自身修复。

3. 骨软骨损伤

骨软骨损伤见于关节软骨和骨结构性破裂。骨软骨损伤后的修复反应有所不同，由于穿透了软骨下骨板，骨髓组织中未分化的多能干细胞、炎性细胞及各种细胞因子或生长因子能进入损伤区域，激活了炎性反应。然而，这种修复反应所形成的组织介于透明软骨和纤维软骨之间，缺乏硬度且具有较正常关节软骨高的渗透性，在生物学及力学特征上与真正意义的透明软骨不同，随着时间的延长，修复组织逐渐发生退行性改变，出现基质丢失、碎片和纤维化，胶原含量增加及丢失软骨细胞样细胞，最终导致骨关节炎的发生。

四、膝关节半月板损伤的生理、病理学基础

（一）膝关节半月板的结构

1. 膝关节半月板的大体解剖

半月板是构成膝关节的重要组成之一，位于胫骨平台上，半月板在结构上加深了胫骨髁的关节面，使其更好地容纳股骨髁凸面。半月板周缘肥厚、隆凸，除了腘肌腱从外侧通过的部位外，剩余部分均牢靠附着在膝关节囊内面。内缘呈凹形，较薄，呈游离状。半月板的远侧面平坦且与胫骨平台相贴，而近侧面呈凹形，以容纳股骨髁。

内侧半月板呈半月形，其长度约为 3.5cm，前角比后角窄，其前角附着于胫骨髁间隆起和前交叉韧带的前方。半月板的后部需承担大部分的重量，后角附着处位于后交叉韧带的前方及髁间隆起后部。内侧半月板的外周均与关节囊愈合，并通过冠状韧带连结于关节囊在胫骨上的附着部位。内侧半月板中部通过关节囊、胫侧副韧带与股骨和胫骨紧密连接。

外侧半月板接近环状，覆盖了 2/3 的胫骨平台关节面，它的前、后部宽度相近。外侧半月板前角附着在胫骨髁间隆起的前方、前交叉韧带附着点的后方，部分纤维与前交叉韧带愈合。而后角则附着在髁间隆起后方，内侧半月板后端的前方。外侧半月板的内缘与内侧半月板的生理结构相似，较薄，呈凹形，边缘游离。外侧半月板外缘没有与腓侧副韧带附着，却与关节囊连结。

2. 半月板的微观结构

半月板是一种特殊的纤维软骨组织，主要由水、胶原纤维网以及其中的细胞所构成。此外，在细胞外基质中还含有蛋白多糖和糖蛋白。它的结构支架主要由致密编织的胶原纤维所构成，其排列特点使半月板具有很好的弹性和抗压能力。用偏振光显微镜可以观察到，半月板内部的胶原纤维主要是沿着半月板 C 形弯曲排列的环形纤维，也有少数穿通纤维和放射纤维。与纤维方向垂直的外力作用于半月板标本时，其强度将下降至通常的 10% 以下。

人体以站立位负荷时，胫骨和股骨挤压半月板，半月板的环形张力可对抗这种挤压作用力。

3. 半月板的血供与分区

半月板内的血管局限于周边部分，主要来源于内外侧膝上及膝下血管。这些血管的分支在滑膜和关节囊组织内，形成半月板周围的血管丛。此血管丛是一个呈树枝样分支的血管网，源于与半月板边缘的关节囊。这些血管主要呈环形走向，并向关节的中心发出放射状分支。解剖研究表明，这些血管可延伸至内侧半月板深度的 10%～30%，可延伸至外侧半月板深度的 10%～25%。膝内侧动脉以及一些膝内、外侧动脉的终末支也经前后角附着部覆盖的滑膜血管发出分支到半月板。虽然半月板周边均有血管，但大部分区域通常缺乏血液供应，主要通过扩散机制或机械泵的作用由滑液供应营养。

有学者总结关节镜下半月板缝合的临床实践，根据术中操作的特点及规律对半月板损伤部位进行分区：Ⅰ区，即前角区；Ⅱ区，即前侧方区；Ⅲ，即后侧方区；Ⅳ区，即后角区。此外，半月板根据血运情况大致可分为：红–红区，膝关节半月板边缘（滑膜缘）1～3mm 的范围，是近滑膜缘血供丰富区，其范围为内侧半月板宽度的 10%～30%，外侧半月板宽度的 10%～25%，称为半月板血运区，具有完全愈合的潜力；红–白区，Ⅰ区内侧 3～5mm 的范围，代表着血管分布可以到达范围的边缘，由Ⅰ区毛细血管的终末支供应血液，有愈合潜力；白–白区，半月板的内侧部分，约占半月板的 3/4，为半月板非血运区，营养完全由滑液供应，半月板损伤后愈合能力差。

（二）膝关节半月板的功能

半月板具有传导载荷、吸收震荡、维持稳定、协助润滑关节以及感受本体感觉等功能。

1. 传导载荷

半月板在承载膝关节负荷上起到重要作用，膝关节伸直时，至少有 50% 的负荷经半月板传递；当膝关节屈曲到 90° 时，半月板承载的负荷达到 85%。当半月板被切除时，关节的接触面减少近 50%，显著增加骨关节面的负荷。半月板载荷的作用机制可概括如下：①直接承受载荷再传递至下面的胫骨软骨面；②增大股胫关节的接触面，以减少单位面积上的压应力；③构成轻度不吻合曲面，使最大正压应力与平均压应力的差异缩至最小。

2. 吸收震荡

半月板由黏弹性材料组成，能吸收人在行走过程中产生的载荷，在受力时可发生形变，而在解除受力时又可复原。因此，可缓冲关节软骨面的受力，起到吸收震荡的作用，故半月板在保持关节健康中起到重要作用。然而，也有些学者认为，目前几乎没有实质性的数据证明半月板具有吸收震荡的功能。

3. 维持稳定

半月板对膝关节起一定的维持稳定的作用。从维持稳定的角度看，半月板可看作是股骨髁和胫骨髁平台之间的楔形填充物。它在一定程度上，随着股骨髁的运动而运动。此外，半月板在承受关节内负荷时，通过关节滑膜及关节囊的神经发出信号，引起反射性肌肉收缩，从而起到维持膝关节稳定的作用。

4. 协助润滑关节

由于半月板的楔形填充，增加了股骨髁和胫骨髁关节的接触面。这种结构符合黏液流体动力学的特征，它使得半月板与其上下的股骨髁和胫骨髁之间有良好的润滑环境。

5. 参与本体感觉

半月板作为本体感受结构，提供了感受关节位置的反馈机制。在接受前交叉韧带重建术的病人中，那些在手术前半月板已被完全切除的病人术后出现不适主诉和活动受限的情况要比手术时半月板仍保持完整的病人多见。

（三）膝关节半月板损伤的机制与损伤后的愈合

1. 半月板损伤的机制

膝关节的各种运动使半月板承受着垂直方向的压力、水平方向的拉力以及旋转时的剪式应力。当膝关节在伸屈过程中发生旋转，甚至内外翻时，半月板既要完成伸屈时的移位运动，又要完成旋转时的移位运动，如果再加上正常运动中所不具备的侧向移动，就会导致半月板的撕裂伤。

2. 半月板损伤的分型

O'Connor分类法按照损伤的解剖特点将半月板损伤分为：①纵形撕裂；②水平撕裂；③斜形撕裂；④放射状撕裂；⑤其他，包括复合撕裂、半月板退变性撕裂等类型。此外，根据MRI影像半月板损伤可分为四种类型。0级：正常的半月板，呈均匀低信号，半月板形态规则；Ⅰ级：未达到半月板关节面的椭圆形或球状的信号增高影；Ⅱ级：半月板内出现线性的信号增高影，可接触到半月板的关节囊缘，但未达到半月板的关节面缘；Ⅲ级：半月板内的信号增高影到达半月板的关节面。

3. 半月板损伤后的愈合

膝关节半月板愈合过程与其他结缔组织相似，早期主要是瘢痕组织修复，后期经塑形后成类似纤维软骨样结构。膝关节半月板损伤后，血管破裂出血形成的血凝块，先形成纤维支架，随后毛细血管网由滑膜边缘开始延伸，纤维组织、血管、肉芽组织填充其中，经不断塑形而形成类似纤维软骨样结构。膝关节半月板损伤后愈合的组织细胞主要来源于滑膜、关节液及纤维软骨内的成纤维细胞。

五、骨骼运动损伤的生理、病理学基础

骨骼的主要作用是保护内脏器官、提供肌肉附着点、作为运动系统的杠杆参与运动。

骨是人体内最具动力和代谢活力的组织之一，有着丰富的血液供应条件和良好的自我修复能力。骨还是机体钙、磷的储存库。

（一）骨的组成结构

1. 分子水平

骨组织是一种结缔组织，骨中含有大量以矿物盐的形式存在的无机成分，与有机基质紧密结合。骨的无机成分主要为钙、磷，为骨提供了硬度和刚性；骨的有机成分主要为骨胶原，为骨提供了弹性和柔韧性。骨中的有机成分约占35%，无机成分约占65%。

2. 细胞水平

骨骼中有三种类型的细胞：骨细胞、成骨细胞及破骨细胞。所有的骨都被骨外膜包绕，骨外膜的外层含有血管和神经纤维，与哈弗斯管相通并深入松质骨。骨细胞主要分散在骨板内或骨板之间。胞体所在的空间称骨陷窝，突起所占据的空间称骨小管，骨陷窝和骨小管内含少量组织液，不仅能为骨细胞提供营养，还能排出代谢产物。骨细胞参与调节钙、磷平衡，具有一定的溶骨和成骨作用。成骨细胞存在于骨外膜内层的生骨层，发挥着负责生成新骨的作用。成骨细胞通过合成和分泌大量胶原纤维和少量基质，形成类骨质，同时还释放基质小泡及多种细胞因子，调节骨组织的形成和吸收，促进骨组织的钙化。成骨细胞可矿化形成骨细胞。破骨细胞数量较少，主要分布于骨组织边缘，破骨细胞具有很强的溶骨和吸收能力。在骨组织内，通过成骨细胞和破骨细胞的协同活动完成骨的生长和改建。

3. 组织水平

在显微镜下，骨的基本结构单位称为骨单位，即哈弗斯系统，每一个骨单位的中心有个小管，称为哈弗斯管。

（1）骨组织形式：骨由密质骨（或称皮质骨）和松质骨（或称小梁骨）两种形式组成。在成熟骨骼中，密致骨结构按照哈弗斯系统分布在外围，形成外层（皮质），而内层包绕着有骨髓的松质骨，密致骨构成骨质的80%，包含人体中99%的总钙量和90%的磷酸盐，松质骨内含有造血细胞、脂肪和血管。附肢骨主要由致密骨构成。长骨骨干部分的致密骨比干骺端和骨骺处厚；而干骺端有着血流缓慢的大血窦，血液供应丰富。

（2）骨组织的组成：在显微镜下观察，骨由编织骨和板层骨组成。编织骨是胚胎时期和5岁以内儿童的骨质结构形式，其中的胶原纤维无规则交织排列。人出生后1个月开始有板层骨形成，并很快代替编织骨，因此，板层骨是更成熟的骨。

（二）骨折愈合的基本过程

外力作用于人体，超过骨的最大强度和刚度，或作用频率超过了新骨形成速度，造成骨的连续性或完整性中断，称为骨折。骨折后的骨再生依靠骨外膜及骨内膜中的成骨细胞增生，随后软骨基质和骨基质形成，并有钙盐沉积，形成骨痂。骨痂经过改建过程，骨小梁按力学结构重新排列，使骨折愈合。

骨折愈合的过程是循序渐进的，一般可分为血肿机化期、原始骨痂形成期和骨痂改造塑形期。

1. 血肿机化期

发生骨折后，因骨折及周围软组织的血管破裂形成血肿，数小时后血肿发生凝固，并发生无菌性炎性反应。骨折断端因血运受到破坏而逐渐发生坏死。随着纤维蛋白的渗出，毛细血管的增生，成纤维细胞、吞噬细胞的参与，血肿逐渐机化，形成肉芽组织，逐渐形成纤维结缔组织，初步连接了骨折断端，称为纤维连接。这一过程需 2～3 周。骨折端坏死细胞释放大量内源性生长因子诱导间充质细胞向成骨细胞转化并形成骨和软骨，骨内、外膜的成骨细胞也开始增生，形成骨样组织。

2. 原始骨痂形成期

骨内、外膜的成骨细胞大量增生，在骨折端内、外形成的骨组织逐渐骨化，形成新骨，称为膜内化骨。随着新骨的不断增多，逐渐向骨折断端生长，形成内骨痂和外骨痂。骨折断端及髓腔内的纤维组织亦逐渐转化为软骨组织，并随着软骨细胞的增生、钙化而骨化（称为软骨内成骨），并在骨折处形成环状骨痂和髓腔内骨痂。两部分骨会合后，这些原始骨痂不断钙化而逐渐加强，当其达到足以抵抗肌肉收缩及剪切力和旋转力时，达到骨折的临床愈合。这一过程需 4～8 周。此时骨折线仍隐约可见。

3. 骨痂改造塑形期

原始骨痂中新生骨小梁逐渐增加，且排列逐渐规则和致密，骨折断端形成骨性连接。这一过程需 8～12 周。随着肢体活动和负重，应力轴线上的骨痂不断得到加强，多余的骨痂逐渐被清除，且骨髓腔重新沟通，骨小梁正常的排列结构也重新恢复，恢复骨的正常结构。

第四节　关节运动损伤的急救与处理

近年来，随着体育运动事业的飞速发展，运动技术难度、强度不断加大，关节运动损伤的发生率也不断提高。运动损伤的急救是在运动现场对伤员采取紧急的、临时性的处理。运动损伤的急救是为了保护伤者生命安全，减轻痛苦，避免再次损伤及预防并发症，为伤者的转运及进一步充分治疗创造有利条件。若急救处理不当，往往会延误病情，加重损伤，影响伤者的转运和治疗，甚者还会致残、致死。常见的运动损伤急重症有休克、心跳呼吸停止、出血、闭合性软组织损伤、骨折和关节脱位等。

一、运动损伤的急救

（一）休克的急救与现场处理

休克是机体受到各种有害因素的侵袭而导致有效循环血量锐减、主要器官组织血液灌流不足，从而引起的严重全身性综合征。

1.休克的原因

导致休克的原因很多，运动损伤中并发的休克主要是创伤性休克，多为严重创伤（多发性骨折和脊髓损伤）引发剧烈疼痛而致，其机制是神经反射使周围血管扩张，血液分布范围增大，造成相对的血容量不足。损伤引起体内外出血，导致有效循环血量减少而引起出血性休克。

2.休克的临床表现

休克初期伤者表现为轻度烦躁不安、脉搏加快、体温和血压正常或稍高、脉压减小及尿量减少等，此时若积极抢救，可转危为安。随后伤者精神由烦躁不安转为精神萎靡、表情淡漠、反应迟钝，甚至意识模糊或昏迷，皮肤苍白湿冷，口唇指端发绀，脉搏细速，血压下降，严重者血压测不出，少尿或无尿。若皮肤、黏膜出现瘀斑或消化道出血，则提示病情已发展至弥散性血管内凝血阶段。若伤者呼吸困难并发绀，则可能发展成呼吸窘迫综合征。

3.休克的现场处理

应迅速使伤者平卧，安静休息。采取头和躯干抬高 $20° \sim 30°$、下肢抬高 $15° \sim 20°$ 体位，以增加回心血量；松解衣物，保持呼吸道通畅，清除伤者口中分泌物或异物。对伤者要保暖，但不能过热，以免皮肤血管扩张，导致血管床容量增加，使回心血量减少，影响重要器官的血流灌注和增加氧耗。在炎热环境下要注意防暑降温，同时尽量不要搬动伤者。若伤者清醒，可喂其淡盐水。若伤者昏迷，可将其头部侧偏，必要时进行给氧和人工呼吸，并针刺或指掐水沟、百会、合谷、内关、足三里和涌泉等穴位。与此同时，应积极去除病因，如大出血引起的休克应立即采取有效方法止血；因外伤或骨折等剧烈疼痛引起的休克应给予镇痛剂和镇静剂，以减少伤者痛苦，防止休克加重。骨折脱位者应对伤部进行适当固定。以上是一般的抗休克措施。由于休克是一种严重的会危及伤者生命的病理状态，因此在急救的同时应迅速转运至医院行进一步处理。

（二）心肺复苏术

人体受到意外的严重损伤（如外伤或溺水）可导致呼吸和心跳骤然停止，如不及时抢救，伤员会有生命危险，此时现场急救的最重要措施就是心肺复苏术。心肺复苏术按照 CABD 的顺序进行，即胸外心脏按压（compression）、开放气道（airway）、人工呼吸（breathing）、心脏除颤（defibrillation）。首先进行 30 次心脏按压，随即开放气道，并进行 2 次人工呼吸，然后成人按 30∶2（儿童按 15∶2）循环进行心脏按压和人工呼吸，每 5 个循环（约 2 分钟）

检查颈动脉搏动一次（少于10秒），直至呼吸、心跳恢复。如有除颤器则尽早使用。

1. 人工呼吸

人工呼吸方法中最简单便捷的就是口对口吹气法，它可维持机体的气体交换，改善缺氧状态，并排出二氧化碳，为恢复自主呼吸创造条件。

（1）方法：伤员取仰卧，松解其领口、衣服和裤带，头部尽量后仰，使口张开，尽快清除口腔内的分泌物或异物，如有义齿应取出，若舌后坠则需将其拉出；施救者一手虎口托起伤员下颌，另一手将伤员鼻孔捏住，以防漏气，然后深吸一口气，紧贴伤员口部吹入，使其胸部上抬。吹毕立刻松开伤员鼻孔，使其胸廓和肺部自然回缩而将气排出，如此反复进行，每分钟吹气10～12次。

（2）注意事项：①开始人工呼吸时每次吸气应尽量多吸气，吹气时必须用力，10～20次后可逐渐减少吹气量；此法操作者易疲劳，故两人或多人轮流进行较好。②抢救一旦开始就要连续进行，不能间断，直到伤员恢复呼吸或确认死亡为止。

（3）有效指征：吹气时胸廓扩张上抬，吹气过程中可听到肺泡呼吸音。

2. 胸外心脏按压

一般只要伤员意识丧失，颈动脉或股动脉搏动消失，以及心前区心音消失，即可诊断为心脏骤停。急救的首选方法是胸外心脏按压。此法可通过按压胸骨下端间接压迫心脏，使血液流入大动脉，建立有效的血循环，为心脏自主节律的恢复创造条件。

（1）方法：使伤员处于去枕仰卧位，胸下垫胸外按压板，操作者立于（或跪于）伤员一侧，或骑跪于伤员髋部，一手掌根部置于按压部位（胸骨中下1/3交界处），另一手平行重叠于该手手背上，手指交叉并拢，肘关节伸直并借助体重将胸骨中下段向脊柱按压，压后迅速将手放松使胸骨自行弹回原位，如此反复操作，按压时间与放松时间大致相同，频率应达到至少100次/分。

（2）注意事项：压迫部位必须在胸骨中下段，不可压迫剑突；用力方向应对准脊柱，不可偏斜；按压力量以能扪及大动脉搏动为度，不宜过轻或过猛，以免造成无效按压或发生肋骨骨折、气胸及内脏损伤等并发症。

（3）有效指征：按压时在颈动脉应摸到搏动；面色、口唇、指甲床及皮肤色泽转红；扩大的瞳孔逐渐缩小；呼吸改善或出现自主呼吸。

（三）出血的处理

在正常情况下，血液只存在于心脏、血管内，如果血液从血管或心腔流出到组织间隙、体腔或体表，称为出血。

1. 出血的分类

（1）根据损伤血管的种类分。①动脉出血：血色鲜红，血液像喷泉样流出不止，短时间内可大量出血，易引起休克，危险性大。②静脉出血：血色暗红，出血方式为流水般不断流出，危险性小于动脉出血，但大静脉出血也会引起致命的后果。③毛细血管出血：血色红，多为渗出性出血，危险性小。临床上所见的出血，多为混合性出血。

（2）根据受伤出血的流向分。①外出血：体表有伤口，血液从伤口流到身体外面，这种出血容易被发现。②内出血：体表没有伤口，血液不是流到体外，而是流向组织间隙（皮下肌肉组织），形成淤血或血肿；若流向体腔（腹腔、胸腔、关节腔等）和管腔（胃肠道、呼吸道），则形成积血。由于内出血不易被发现，容易发展成大出血，故危险性很大。运动损伤以外出血多见。

2. 常用止血法

正常健康成人血液总量为自身体重的 7%～8%。如果骤然失血达全身血量的 20%，就会出现头晕、口渴、面色苍白、全身乏力等一系列急性贫血症状。如果出血量超过全身血量的 30%，就会导致失血性休克而危及生命。因此，及时有效地止血非常重要。常用的外出血临时止血法有以下几种。

（1）冷敷止血法：用于急性闭合性软组织损伤早期，将冰袋敷于损伤部位，具有止血、止痛、消肿作用，常与加压包扎和抬高伤肢配合应用。

（2）加压包扎法：用于小动脉和静脉损伤出血。先将无菌敷料覆盖伤处，外加纱布垫压再用绷带包扎。包扎压力应均匀，以能止血但不影响肢体远端血运为度。包扎后应抬高伤肢，以利于静脉回流。

（3）抬高伤肢法：用于四肢小静脉和毛细血管出血。将患肢抬高，使出血部位高于心脏，降低出血部位血压，达到止血效果。此法在动脉或较大静脉出血时仅作为一种辅助方法。

（4）指压止血法：在出血动脉上方，用拇指或其余四指将出血动脉压迫在相应骨面上，以阻断血流。这是最简便有效的出血急救方法，但只能作为止血的临时应急措施。

（5）止血带止血法：此法适用于四肢大出血。先在要用止血带的部位（伤处近心端）用毛巾垫好，将止血带的一端留出一部分，并用一手的示指、中指夹住靠在毛巾垫上，另一手将止血带适当拉紧拉长，绕肢体 2～3 圈（压在留出的那一部分止血带上）后，将残留端夹在示指、中指间拉出即可（图 1-1）。使用注意事项：①止血带不能直接缠绕在皮肤上，应以毛巾作为衬垫隔开；②止血带缠绕压力要合适，一般以不能摸到动脉搏动或出血停止为度；③每隔 1 小时放松 2～3 分钟。

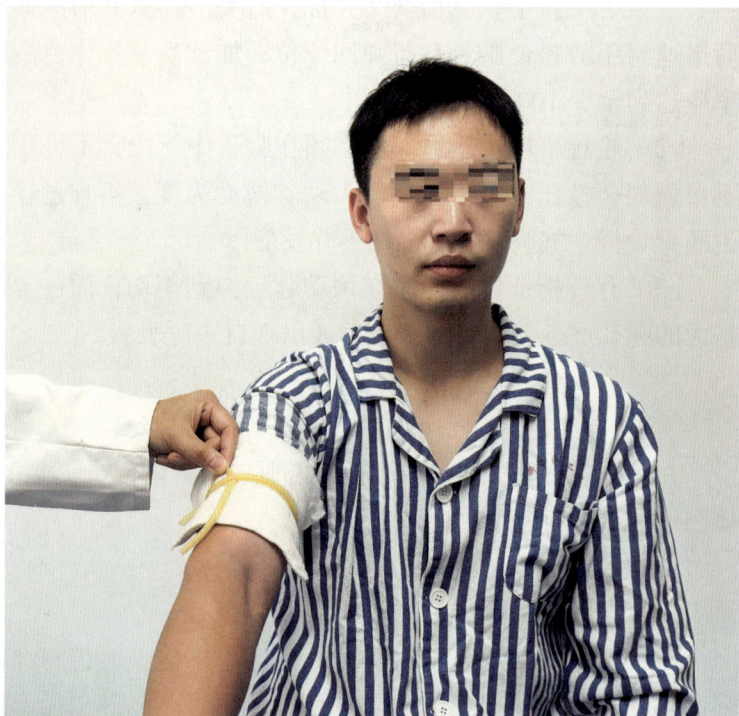

图 1-1　止血带止血法

（四）开放性软组织损伤的处理

1. 原因与分类

（1）擦伤：是指机体表面与粗糙的物体相互摩擦而引起的皮肤表层的损害。表现为表皮脱落，有小的出血点和组织渗出液。若伤口无感染，则易结痂而愈；若伤口有感染，则局部会发生化脓，有分泌物，不易愈合。

（2）裂伤：是指受到钝性暴力打击引起的皮肤及皮下组织撕裂，伤口边缘不整齐。

（3）刺伤：是指尖细锐物刺穿皮肤及皮下组织器官的损伤，伤口小而深。

（4）切伤：是指锐器切入皮肤，伤口边缘整齐，多成直线形，出血较多。

2. 处理

开放性软组织损伤的特点是有伤口且有出血现象，因此处理原则主要是止血和保护伤口，以免感染。先在伤口周围用碘伏或酒精消毒，再用生理盐水或过氧化氢冲洗伤口。对于小面积的擦伤，污染不严重的用2%碘伏涂擦即可。对于伤口面积大且较深、污染严重者，应清创、缝合、止血等，并且口服或注射抗生素，预防感染；对于伤口小而深且污染严重者，应注射破伤风抗毒素，预防破伤风。加强换药，及时清除伤口内分泌物，保持引流畅通，促进组织再生，以利于伤口早日愈合。

（五）急性闭合性软组织损伤的处理

体育运动中的损伤多属于闭合性损伤，约占运动损伤的70%。急性闭合性软组织损伤主要是由于瞬间遭受高强度钝力作用，肌肉猛烈收缩，关节活动超越正常范围引起。常见的闭合性损伤有挫伤、拉伤和扭伤。

1. 临床表现

临床表现主要有伤部肿胀、疼痛、皮肤瘀斑及肢体功能障碍等，部分伤者可有局部红、肿、热、痛等症状。挫伤多发于大腿、小腿及头部等部位，多见于篮球、足球、体操和武术等项目运动员。拉伤多发于大腿后肌群、腰背肌、小腿腓肠肌和上臂肌等，多见于短跑、跨栏、跳远和体操等项目运动员。扭伤多发于踝关节和膝关节等部位，多见于球类和田径项目运动员。

2. 处理

在闭合性软组织损伤发生后，需立即进行紧急处理，可防止二次伤害，并能有效缩短伤口愈合时间。治疗时应按不同的病理过程进行处理，大致可分为早、中、后三个时期。

（1）早期：指受伤后24～48小时以内，局部有红、肿、热、痛和功能障碍等症状。这一时期的处理原则应遵循POLICE原则，即保护（protect）、适当负重（optimal loading）、冰敷（ice）、压迫（compression）和抬高（elevation）。按照POLICE的顺序正确处理伤处可以减少伤害，起到消肿止痛的作用。具体方法如下：①保护。运动伤害发生后，应立即停止活动，保护受伤部位，避免受伤部位二次受伤或负重。同时将伤员转移到运动场地外的安全地带。②适当负重。适当负重是保护措施的延续，伤后数天进行关节活动度锻炼，并给予适当的负重，可以促使关节扭伤更快恢复。③冰敷。冰敷可以在短时间内起到止血、消肿、止痛及缓解肌肉痉挛等作用。常用冰袋冷敷或冰按摩法。切勿将冰块直接放置在皮肤表面（冰按摩等非静止冰敷除外），单次冰敷不得超过20分钟，若冰敷时间过长可能损伤皮肤或导致冻伤。最佳冰敷方法是每敷15分钟后将冰袋拿开，让皮肤充分回暖后再进行下次冰敷。冰敷的范围需视伤势的严重性而定，若患部持续肿胀，冰敷可较长时间应用。④压迫。受伤后可以通过多种压迫方法止血消肿，最简单有效的方法是缠绕弹性绷带。压迫可与冰敷同时进行，即将冰袋用绷带包裹固定在伤处。⑤抬高。将伤肢抬高，高于心脏平面，以促进血液回流，减轻肿胀和疼痛。上肢可借助软垫或吊腕带实现抬高，下肢应尽量使受伤区域高于臀部。此法应在受伤后的第一个48小时内开始应用，持续时间越长效果越佳。

（2）中期：指损伤24～48小时后，急性炎症逐渐消退，但伤部仍然有淤血和肿胀。处理原则主要是改善伤部的血液和淋巴循环，促进组织代谢，促进淤血与渗出液的吸收，加速再生修复。可采用热疗、按摩、拔罐、药物治疗等。同时可根据伤情进行适当的康复功能锻炼，防止粘连，减少瘢痕，促进功能的尽快恢复。

（3）后期：损伤基本修复，肿胀、压痛等局部症状已经基本消失，但功能尚未完全恢复，活动时仍感到疼痛、酸软无力，甚至由于粘连或瘢痕收缩，伤部出现僵硬、活动受限等。处理原则主要是增强和恢复肌肉、关节的功能，如有瘢痕硬结和粘连，应设法使之软化。可以采取按摩、理疗、功能锻炼为主，适当配以药物治疗，如海桐皮熏洗药熏洗。

（六）骨折的急救

骨折是指骨的完整性和连续性遭到破坏。骨折在运动训练或比赛中经常发生，以闭合性骨折多见。运动损伤后，应判断是否发生骨折，并及时准确地进行现场急救处理，为后续康复治疗创造有利条件。

1.急救原则

骨折患者的急救原则主要是防治休克，保护伤口，固定骨折，即在发生骨折时密切观察，如有休克，首先是抗休克；如有出血，则应先止血，然后包扎好伤口，再固定骨折。

2.骨折部位的临时固定

骨折时，用夹板、绷带将骨折部位进行包扎固定，使伤部不再活动，称为临时固定。其目的是减轻疼痛，避免再次损伤和便于伤员转运。临时固定时应注意以下事项：①骨折固定时不要无故移动伤肢。为暴露伤口，可剪开衣裤、鞋袜。对大小腿和脊柱骨折，应就地固定，以免因不必要的搬运而增加伤员的痛苦和加重伤情。②固定时不要试图整复，如果畸形很厉害，可顺伤肢长轴方向稍加牵引。开放性骨折断端外露时，一般不宜还纳，以免引起深部污染。③固定用夹板或托板的长度、宽度应与骨折的肢体相称，其长度必须超过骨折部的上、下两个关节，如没有夹板和托板，可就地取材（如树枝、木棍、球棒等），或将伤肢固定在伤员的躯干或健肢上。夹板与皮肤之间应垫上棉垫、纱布等软物。④固定的松紧要合适、牢靠，过松则失去固定的作用，过紧会压迫神经和血管。四肢固定时，应露出指（趾）端，以便观察肢体血运情况，如发现异常（如肢端苍白、麻木疼痛、变紫等）应立即松开重新固定。

（七）关节脱位的急救

关节脱位是指组成关节的骨端关节面脱离正常的位置，导致关节功能障碍。关节脱位在体育运动中以肩关节前脱位和肘关节后脱位最为常见。大多是由于间接外力所致，如摔倒后用手撑地，引起肘关节或肩关节脱位，这在田径、球类、体操等项目中时有发生。也有少数为直接暴力引起。

1. 临床表现

受伤关节疼痛和压痛、局部肿胀、关节功能丧失、关节畸形等，通过 X 线检查可了解脱位的方向和程度，以及有无并发骨折。

2. 急救措施

关节脱位的急救原则是抗休克、复位和固定。在关节脱位或合并其他损伤时，伤员可能因为剧烈疼痛或大量失血而出现休克，因此急救时要注意预防休克的发生。在保证生命安全的前提下，要尽快对脱位关节进行复位，如果复位不及时，关节内血肿会机化而发生关节粘连，使复位难度增加。脱位后尽早进行整复不但容易成功，而且有利于关节功能的恢复。若不能及时复位，则应立即用夹板和绷带在关节脱位所形成的姿势下进行临时固定，并尽快送医院处理。肩关节脱位的临时固定方法：可用大悬臂带悬挂伤肢前臂于屈肘位。肘关节脱位的临时固定方法：最好用铁丝夹板弯成合适的角度，置于肘后，用绷带固定后再用大悬臂带悬挂起前臂。如无铁丝夹板，可直接用大悬臂带固定伤肢。若现场无三角巾、绷带、夹板等，可就地取材，用头巾、衣物、薄板、竹板、大本图书等作为替代物。

二、关节运动损伤的常用物理因子治疗方法

物理因子治疗是将电、光、声、磁、冷、热、水等物理因子作用于机体，通过神经、体液、免疫等调节机制，达到预防、保健、治疗和康复的目的。随着理疗技术及在临床的广泛应用，物理因子治疗已成为运动损伤康复的重要手段。在运动损伤的康复治疗中，物理因子可以起到抗感染、消肿、镇痛、促进组织愈合、松解粘连及延缓肌肉萎缩等重要作用。

1. 电疗法

（1）低中频电疗法较为常用的有经皮电刺激神经疗法、调制中频电疗法和干扰电疗法。低中频电疗法具有显著的改善血液循环、缓解疼痛的作用，可用于治疗各种韧带关节扭伤、肌肉拉伤、腰痛和骨关节痛等，其中调制中频电疗法和干扰电疗法还可用于增强肌力、改善肌肉营养。

（2）高频电疗法的高频电具有热效应和非热效应。无热量的超短波对于急性损伤后及

术后早期具有抗感染、消肿止痛及促进组织愈合等作用，微热量的短波、厘米波及分米波疗法广泛使用于各种损伤后的中后期治疗。

2. 冷疗法

冷疗法主要通过降低组织温度使周围血管收缩，减少局部血流量及伤部充血现象，减慢周围神经传导速度，因而具有止血、退热、消肿和镇痛等作用。常用方法有冷敷、冷吹风、冷气雾喷射及冰按摩法。冷疗法在运动损伤中主要用于急性闭合性组织损伤的早期，而冰按摩法也可用于损伤的中后期和慢性损伤。冷疗期间应严格控制时间，并注意局部组织情况，如发现皮肤麻木应停止使用，防止组织冻伤。

3. 温热疗法

温热疗法可使局部血管扩张，改善血液和淋巴循环，提高组织新陈代谢，缓解肌肉痉挛，促进淤血和渗出液的吸收，加速坏死组织的消除，因而有消肿、镇痛、解痉、松解粘连和促进损伤愈合的作用。温热疗法适用于急性闭合性软组织损伤的中后期及慢性损伤。最简便易行的温热疗法是热敷法，可采用温水、石蜡、沙砾、中草药等作为热介质，其次也可采用中药熏洗法。应用温热疗法时要注意避免发生烫伤，如有皮肤过敏应停止治疗。

4. 超声波疗法

临床常用的超声波频率为 800～3000kHz。超声波具有机械作用、温热作用和理化作用，作用于机体时具有以下生理作用和治疗作用：①升高组织温度，改善局部血循环和营养，提高局部 pH 值，促进水肿吸收和炎症消散。②增强组织代谢及再生能力，促进组织修复。③软化瘢痕、松解粘连。④抑制感觉神经兴奋，降低神经传导速度，缓解疼痛。超声波疗法适用于各种亚急性和慢性运动损伤的康复治疗。

5. 光疗法

可用于运动损伤的光疗法主要有红外线疗法、激光疗法和紫外线疗法。红外线的热作用具有较好的促进血液循环、消肿止痛、缓解肌肉痉挛等治疗作用，适用于陈旧性损伤和慢性劳损。低强度激光具有显著的生物刺激作用，有止痛、促进组织生长修复及加速伤口愈合等作用，特别适用于肌肉、肌腱、韧带疾病和损伤的治疗。紫外线具有较好的杀菌、抗感染及促进上皮组织生长修复的治疗作用。

三、损伤后康复训练的注意事项

伤后康复训练的目的是使患者早日恢复功能。这是一项比较复杂、细致的工作过程，必须注意以下几个方面的问题。

（一）尽量保持全身及未伤部位的训练

不管是运动员还是非运动员，伤后必须保持全身及未伤部位的训练，才能促进损伤尽快恢复。因此，一侧肢体受伤时，练对侧肢体；上肢受伤练下肢，立位练习有限制可进行坐位或卧位练习等。对未伤部位的练习，应注意负荷量要适当，不要单纯加大未伤部位的练习来代替已伤部位的负荷。

（二）合理安排锻炼的内容和负荷量，循序渐进和分期进行

损伤早期，伤部暂时不宜活动以免再度引起出血，增加疼痛和肿胀。一旦症状减轻，就应尽早开始活动，进行功能锻炼。待损伤基本痊愈后，才可进行正常的训练。一般急性的软组织轻伤，在伤后 24 小时后即可开始活动；较严重的损伤，一般在伤后 48 小时后才可开始活动。

（三）锻炼有关肌肉的力量和关节功能

这是伤后锻炼的主要内容，其目的在于提高损伤部位周围肌肉的负荷能力，提高组织结构的适应性，恢复关节、肌肉的正常功能。在力量练习内容安排上，既要锻炼原动肌，也要锻炼对抗肌；既要锻炼大肌群，也要锻炼有关的小肌群。在练习方式上，先静力，再动静结合；先不负重练习，再逐渐增加负重练习。

（四）加强伤后康复训练的医务监督

每次训练前都要做好准备活动，伤部应使用保护支持带。注意伤部反应，及时调整运动量和训练内容。训练前后应进行自我按摩和相互按摩。

参考文献

［1］Brooks SV, Guzman SD, Ruiz LP. Skeletal muscle structure, physiology, and function[J]. Handb Clin Neurol, 2023(195):3–16.

［2］Gecelter RC, Ilyaguyeva Y, Thompson NE. The menisci are not shock absorbers: A biomechanical and comparative perspective[J]. Anat Rec (Hoboken), 2022,305(5):1051–1064.

［3］Zhen GH, Guo QY, Li YS, et al. Mechanical stress determines the configuration of TGFβ activation in articular cartilage[J]. Nat Commun, 2021,12(1):1706.

［4］陈世益,冯华.现代骨科运动医学[M].上海:复旦大学出版社,2020.

［5］陈艳.陕西省不同运动水平网球运动员常见运动损伤调查研究[J].西安体育学院学报,2016, 33(6):739–743.

［6］董正显.中医治疗手段在运动损伤康复治疗中的应用研究进展[J].当代医学,2021,27(34):193–194.

［7］顾德明,缪进昌.运动解剖学图谱[M].3版.北京:人民体育出版社,2013.

［8］郝文鑫,陈亮.冰球运动损伤特征及防护研究[J].中国体育教练员,2019,27(4):29–32.

［9］黄桂成,王拥军.中医骨伤科学[M].北京:中国中医药出版社,2016.

［10］黄涛.运动损伤的治疗与康复[M].3版.北京:北京体育大学出版社,2024.

［11］林明祥,张新定.实用运动损伤学[M].海口:海南出版社,2007.

［12］孟新杰.我国优秀竞技体操运动员运动损伤特征及致因研究[D].西安:西安体育学院,2019.

［13］潘华山,王艳,运动医学[M].北京:中国中医药出版社,2017.

［14］亓建洪.运动创伤学[M].北京:人民军医出版社,2008.

［15］檀志宗,楼俊华,李男.竞技游泳运动员运动性伤病情况调查分析[J].体育科研,2019,40(6):93-97.

［16］王予彬,王人卫,陈佩杰.运动创伤学[M].2版.北京:人民军医出版社,2011.

［17］卫小春.关节软骨[M].2版.北京:科学出版社,2020.

［18］吴林生.运动创伤的诊断和中医治疗[M].北京:人民卫生出版社,2000.

［19］张春慧,张笑昆,任彦波,运动损伤与康复[M].哈尔滨:黑龙江教育出版社,2007.

［20］张世明.中西医结合运动创伤学[M].北京:北京大学医学出版社,2008.

［21］朱欢,晋宇,田广,等.高压氧在运动科学领域中的应用研究进展[J].中国运动医学杂志,2022,41(7):567-575.

［22］邹荣琪,王大安,普江艳,等.优秀花样游泳运动员运动创伤调查分析[J].中国运动医学杂志,2016,35(12):1154-1156.

（吴连国　安忠诚　赵　蕾）

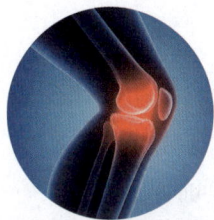

第二章
肩关节运动损伤

第一节　肩袖损伤

肩袖损伤是指肩袖肌腱的损伤，临床症状主要表现为肩部疼痛和活动受限，严重影响患者生活质量。肩袖止于肱骨大、小结节并相互融合，形似"袖口"。肩袖的止点为腱索，围绕较薄的组织形成新月形结构附着于大小结节上，该区域是肩袖最常发生撕裂的地方。

一、解剖概要

肩袖是肩关节的重要肌群，由冈上肌、冈下肌、小圆肌和肩胛下肌组成。这四块肌起于肩胛骨不同部位，其肌腱共同附着在肱骨头的大、小结节上，围绕肩关节形成保护性"袖套"结构。肩袖在肩关节运动中发挥核心作用，主要负责肩部的旋转、外展、内收和稳定性。具体而言，冈上肌负责肩关节的外展起始，冈下肌和小圆肌协同完成外旋，肩胛下肌则是主要的内旋肌。肩袖肌腱在肩峰下的空间中滑动，与肩峰、滑囊和关节囊相邻，这种解剖关系使得肩袖易于在反复活动或过度负荷时发生劳损和摩擦，从而导致肌腱炎、撕裂等损伤。

二、病因与损伤机制

肩袖损伤的病因可分为内因和外因两大方面。

内因多指退行性病变，包括与年龄相关的组织细胞萎缩、血管减少，使肌腱容易发生退行性变和腱内撕裂。肩袖撕裂常发生的区域为距离肱骨止点 1cm 区域（critical zone）内，该区域处于来自肌腹的肩胛上、下动脉的分支和来自大结节的旋肱前动脉分支的交接部位，该部位缺乏血供。随着年龄的增加，肩袖组织退变加剧，撕裂的发生率亦随之增加。

外因包括肩峰下撞击、关节内撞击、盂肱关节不稳定和创伤因素。

1. 肩峰下撞击
当肩关节处于前屈、外展位时，肱骨大结节与肩峰前 1/3 和喙肩韧带发生撞击，肩袖等软组织结构被反复卡压，甚至撕裂。Bigliani 把肩峰形态分三型，即扁平型（17%）、弯曲型（43%）和钩型（40%），其中弯曲型、钩型因肩峰下通道狭窄最易发生撞击。

2. 关节内撞击

当肩关节处于外展 90° 且极度外旋时，肩袖关节侧近止点部与后上盂唇发生撞击，造成肩袖损伤，该撞击被称为后内撞击，主要原因为关节不稳定，部分患者属于生理性，常见于参加投掷类项目的运动员。还有一种撞击称为前内撞击，是指当肩关节前屈、内旋时，肩袖关节侧近止点部与前上盂唇发生撞击，造成肩袖损伤。

3. 创伤因素

创伤会导致肩袖张力超负荷和纤维断裂，从而引起肩袖撕裂。正常肩袖的损伤多由巨大创伤造成，而已有退变的肩袖，轻微的创伤即可导致其撕裂。由于体育训练、特殊职业等原因反复肩关节外展、上举，尤其是略带内外旋的肩外展，是造成该类群体肩袖损伤的常见原因。

三、临床表现与诊断

1. 临床表现

肩袖损伤常见症状包括肩部疼痛、力弱和活动受限，部分患者亦可伴有弹响、交锁、僵硬等症状。其中，疼痛为最常见的症状，疼痛部位通常在肩峰前外侧，亦可见于肩峰后侧，可放射至三角肌止点区域。伴有肱二头肌肌腱病变患者的疼痛可放射至肘关节。疼痛随着活动而加剧，许多患者表现为肩部夜间痛、静息痛，患肢上举超过头顶时疼痛。肩关节外展或屈曲时可伴有弹响声。活动受限主要表现为主动活动受限，包括肩关节外展、前屈、后伸、内旋、外旋方向，被动活动无明显异常。根据肩袖损伤的部位不同，肩关节无力表现也不同，冈上肌损伤表现为外展肌力下降，肩胛下肌损伤表现为内旋肌力下降，冈下肌、小圆肌损伤表现为外旋肌力下降。

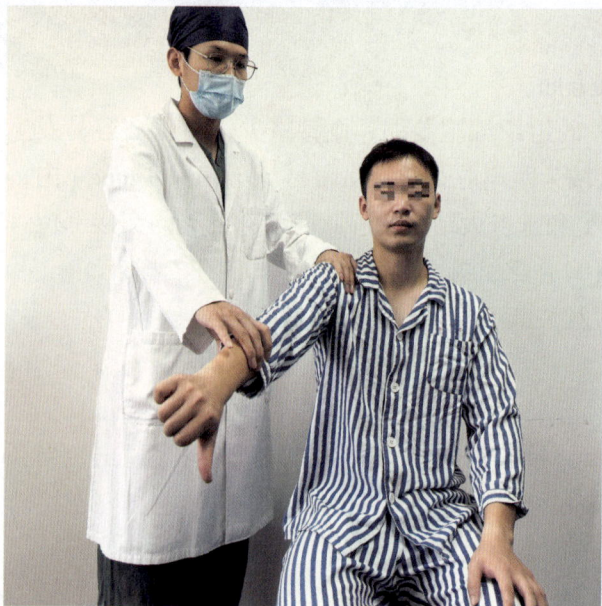

图 2-1　尼尔撞击试验

2. 体征

外展肌力下降考虑冈上肌损伤，内旋肌力下降考虑肩胛下肌损伤，外旋肌力下降考虑冈下肌和小圆肌损伤。特异性体征包括以下。

（1）尼尔撞击试验（Neer test）：检查者立于患者背后，一只手固定肩胛骨，另一只手保持肩关节内旋位，使患者拇指指尖向下，然后使患肩前屈过顶，若诱发出疼痛，即为阳性（图2-1）。该检查的原理是人为地使肱骨大结节与肩峰前下缘发生撞击，从而诱发疼痛。

（2）霍金斯-肯尼迪试验（Hawkins-Kennedy test）：检查者立于患者后方，

使患者肩关节内收位前屈 90°，肘关节屈曲 90°，前臂保持水平。检查者用力使患侧前臂向下致肩关节内旋，出现疼痛者为试验阳性（图 2-2）。该检查的原理是肱骨大结节和冈上肌腱从后外方向前内撞击喙肩弓。

（3）空罐试验（Jobe test，empty can test）：肩关节冠状位内收 30°，矢状位外展 80°~ 90°，肩内旋、前臂旋前使拇指指尖向下，双侧同时抗阻力上抬。检查者于腕部施以向下的压力，患者感觉疼痛，无力者为阳性，提示冈上肌损伤（图 2-3）。

（4）压腹试验（belly press test）：又称拿破仑试验，患者将手置于腹部，手背向前，屈肘 90°，肘关节向前。检查者将患者手向前拉，嘱患者抗阻力做压腹部的动作。患者在将肘向前时不能保持手压腹的力量或肩后伸为阳性，提示肩胛下肌损伤（图 2-4）。

（5）抬离试验（lift off test）：患者将手背置于下背部，手心向后，然后嘱患者将手抬离背部，必要时适当给予阻力。若患者手无法抬离背部，则为阳性，提示肩胛下肌损伤（图 2-5）。

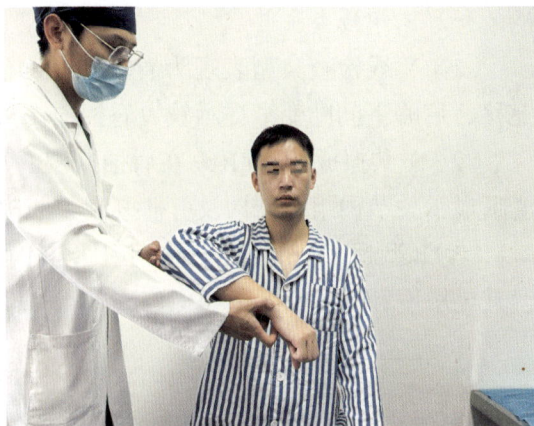

图 2-2　霍金斯-肯尼迪试验

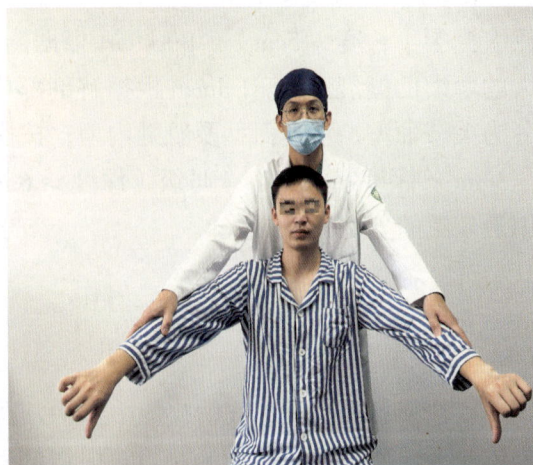

图 2-3　空罐试验

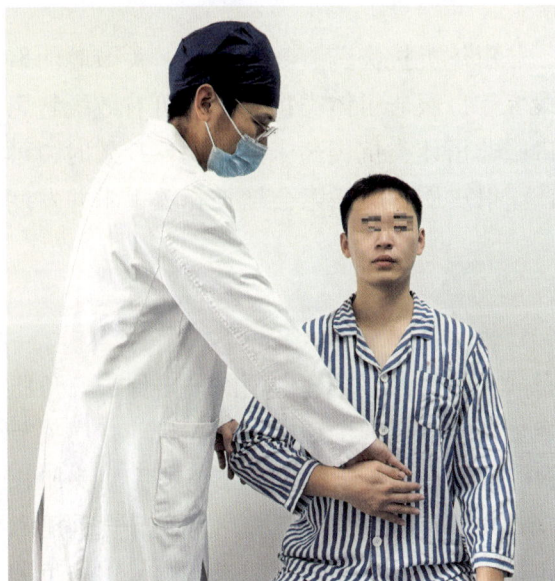

图 2-4　压腹试验

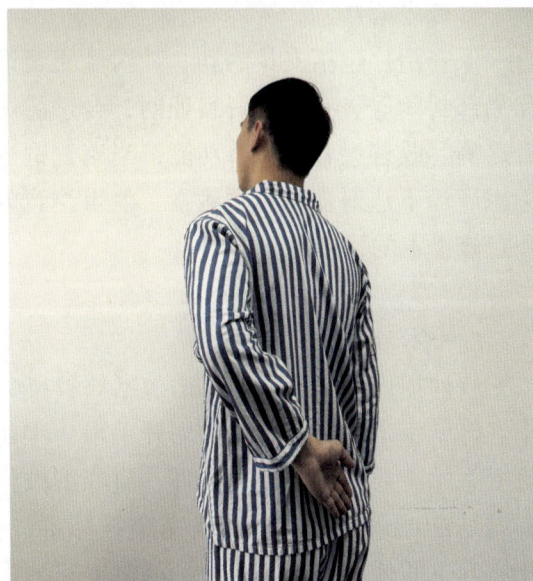

图 2-5　抬离试验

3. 影像学检查

（1）X 线检查典型表现为肩峰下表面硬化、骨赘形成，大结节硬化、囊性变，肱骨头上移、肩峰下间隙变窄提示较大肩袖损伤可能。

（2）磁共振成像（MRI）在肩袖撕裂的检查中应用最广泛，可提供肩关节三维立体图像，清晰显示关节内组织结构及肩袖撕裂、肌肉萎缩和脂肪浸润程度。

（3）B 型超声（B 超）与 MRI 相比，具有操作简单、费用低、可动态观察肌腱状态等优点，但其灵敏度和特异性低于 MRI。

4. 分类

Neer 将肩袖损伤分为三度：一度为肩袖组织出血、水肿；二度为肩袖组织纤维化；三度为肩袖撕裂。按照撕裂程度可分为全层撕裂和部分撕裂。全层撕裂按照撕裂长度可分为四类：小型撕裂（长度＜1cm）、中型撕裂（1cm＜长度＜3cm）、大型撕裂（3cm＜长度＜5cm）、巨大撕裂（长度＞5cm）。Burkhart 根据撕裂形状将全层撕裂分为新月形、U 形、L 形和巨大的挛缩的撕裂四类。Ellman 根据解剖部位和损伤分级对部分撕裂进行分型，按撕裂部位分为关节面型、滑囊面型及肌腱内型；按撕裂深度分为Ⅲ级：Ⅰ级（深度＜3mm）、Ⅱ级（3mm＜深度＜6mm）、Ⅲ级（深度＞6mm 或超过肌腱全厚的 1/2），该分型也是目前应用最广泛的分型方法。

四、治疗

肩袖损伤可分为保守治疗与手术治疗两种方案。治疗方案的选择需考虑的因素较多，具体包括以下几点：损伤的原因、损伤的程度、是否合并关节内其他损伤、是否合并骨性异常以及患者的职业与业余活动爱好。

1. 保守治疗

保守治疗包括支具制动、针对性康复锻炼、非甾体类抗炎药、物理治疗、关节腔注射和局部封闭等。有研究资料证明，合理的康复锻炼、口服非甾体类抗炎药均可有效缓解患者疼痛、改善患者肩关节功能，当康复锻炼及口服非甾体类抗炎药未取得明显疗效时，可考虑肩峰下注射皮质醇类激素。值得注意的是，注射皮质醇类激素会增加相关手术并发症和翻修手术的风险。

2. 手术治疗

肩袖损伤手术的治疗目的包括修补撕裂的肩袖、重建力偶平衡、消除撞击保护三角肌止点等，手术方式由传统的切开手术、小切口修复技术转变为全镜下技术。目前，肩关节镜下手术主要包括肩关节清理、肩峰下减压、肩峰成形、肱骨大结节成形术、肱二头肌长头腱切断或固定术、部分或完全修补术、补片增强技术、肌腱转位术、上关节囊重建术及肩峰下假体植入术。对于不可修复肩袖损伤合并关节病或前上不稳的患者可采用关节置换术。

五、预防与康复

1. 预防

参加运动前应先进行肩部活动，充分热身。加强肩关节周围肌肉力量和柔韧性的训练，增强肩关节的稳定性。掌握正确的技术要领，避免错误的动作造成肌肉、韧带损伤。

2. 康复

有针对性的康复锻炼在肩袖损伤的治疗中占有不可替代的位置，手法及运动训练是常用的治疗手段。对于采取保守治疗的肩袖损伤患者，急性期康复锻炼主要包括被动关节活动训练、力量训练、纠正姿势，并且避免患肢举过头的动作；中间期康复锻炼主要包括维持被动肩关节活动度训练、关节松动术、力量训练，此期允许部分功能性活动，可以短时间患肢过头活动，但不能负重；力量训练期康复锻炼主要包括力量训练的同时关节活动度的维持。回归期逐渐增加运动训练，如投掷、打网球、打高尔夫球，肩关节各轴向的自我牵伸及力量训练，强度大约为每周 3 次。康复锻炼在肩袖损伤修补术后也十分重要。0～3 周仰卧位肩胛骨平面上进行肩关节的前屈内旋外旋的被动关节活动及主动辅助关节活动训练，上肢远端主动活动训练。3～7 周进行主动辅助肩关节活动训练，小范围关节活动。7～13 周继续仰卧位关节活动训练，功能性内旋训练，肩关节及肩胛骨牵伸，仰卧位肩胛骨抗重前伸，加强肩袖肌肉训练，肩胛骨平面主动进行关节活动，闭链训练，肩关节灵活性训练等。14 周以后训练同保守治疗的力量训练期。

六、研究进展

近年来，生物辅助治疗肩袖损伤取得了较大进步及发展，目前报道较多的用于治疗肩袖损伤的生物制剂包括多种生长因子、富血小板血浆（PRP）、干细胞、外泌体等，但要将损伤的肩袖肌腱完全恢复到伤前结构和机械强度仍有一定难度。因此，还需要对其机制和临床应用进行深入研究，进一步验证促肩袖损伤修复的生物治疗方法的安全性及有效性，以开发更多新技术促进肩袖损伤修复。

第二节　冻结肩

冻结肩是肩部常见疾病之一，又称粘连性关节囊炎、肩周炎、五十肩等，是以盂肱关节活动受限和疼痛为主要临床表现的慢性进展性炎症性疾病，严重影响患者生活质量。

一、解剖概要

冻结肩（frozen shoulder）在医学上称为肩关节囊炎（adhesive capsulitis），是一种以肩

关节囊及其周围组织炎症、纤维化和粘连为主要特征的疾病，导致肩关节活动范围严重受限。正常的肩关节囊是一种柔韧而松弛的结构，由坚韧的结缔组织构成，围绕于肱骨头和肩胛骨的关节盂（glenoid fossa）周围，以维持关节稳定性和活动度。冻结肩的病理机制通常涉及肩关节囊的增厚、僵硬和收缩，特别是在关节囊下方的旋转轴区域发生显著的粘连，限制关节运动。该病变多伴有肩袖肌腱、肩峰下滑囊的局部炎症及粘连，进一步加剧了肩部的疼痛和僵硬。冻结肩通常经历疼痛期、僵硬期和恢复期三个阶段，每一阶段关节囊的纤维化和增厚程度不一，导致肩关节活动受限及疼痛的程度不同，是一种自限性但需长期康复的肩部疾病。

二、病因与损伤机制

根据冻结肩发病特点可分为原发性冻结肩和继发性冻结肩。原发性冻结肩又称为特发性冻结肩，病因尚未明确。继发性冻结肩发病的根本原因是肩盂肱关节囊及周围软组织退变，加上慢性劳损、轻微创伤等外因诱发该病。肩关节急性损伤后长期制动也是冻结肩发病的重要原因。目前冻结肩发病机制仍未完全明确，多认为是与炎症纤维化因子、神经性因子、血管因素、神经内分泌等因素相关。研究主要集中于炎症纤维化机制，包括炎症纤维化因子、转化生长因子、基质金属蛋白酶（MMPs）、肿瘤坏死因子等方面。

三、临床表现与诊断

1. 临床表现

疼痛、活动受限、肩关节进行性僵硬是冻结肩的三大症状。①疼痛：疼痛一般是冻结肩的首发症状，常呈渐进性加重，可呈刀割样痛、钝痛，夜间更为显著，影响夜间睡眠。疼痛一般位于肩部深处且涉及三角肌的止点，可向肩胛部、手、颈等处放射，上肢外展外旋时疼痛尤为显著，但患者多不能指出具体的疼痛部位。②活动受限：肩关节各方向主被动活动均受限，特别是外展外旋、内旋后伸，严重时甚至无法完成梳头、洗脸、穿衣等动作。③进行性僵硬：肩关节进行性僵硬一般在肩关节疼痛之后出现，在缓解期逐渐减轻、消失。

2. 体征

①压痛：压痛点多位于肩关节、大结节、肩峰下等处，随肱骨旋转而转移，当滑膜积液或肿胀时，在整个肩关节区域内均有压痛。②功能障碍：肩关节各方向主被动活动功能均有障碍，以外旋外展和内旋后伸受限最为典型。③肌肉痉挛与萎缩：检查肩关节三角肌、冈上肌有无痉挛或萎缩。

3. 影像学检查

影像学检查主要用于排除与鉴别其他疾病。X线检查结果多为阴性，主要拍摄肩关节前后位、腋位X线和冈上肌出口位。MRI检查可以确定肩关节周围结构是否正常及有无炎症，可见肩袖间隙喙肱韧带和关节囊增厚，喙突下脂肪三角完全闭塞（喙突下三角征），还能排除肩袖损伤或其他损伤。

4. 分类

冻结肩分为 3 期：①渐冻期：隐匿性出现肩关节疼痛并逐渐失去运动能力，持续 2 ～ 9 个月；②冻结期：疼痛逐渐缓解，僵硬程度平缓，主动和被动活动均受限，持续 4 ～ 12 个月；③解冻期：肩关节活动逐渐改善和症状缓解，持续 5 ～ 12 个月。

四、治疗

冻结肩的治疗目的是缓解疼痛并恢复关节活动度，可分为非手术治疗和手术治疗。

1. 非手术治疗

非手术治疗主要包括药物治疗、物理疗法、皮质类固醇注射、透明质酸关节腔内注射、液体扩张术等。

（1）药物治疗：药物治疗是较常用的保守治疗方式，主要以口服或外用非甾体类抗炎药为主。

（2）物理疗法：物理治疗可以作为冻结肩的一线治疗方式，也是最常用的非手术治疗方式。广义的物理治疗包括外源性刺激（激光、高压氧、微波、超声等）、手法治疗和主动功能锻炼。

（3）皮质类固醇注射：皮质类固醇注射短期内对减轻疼痛、改善活动功能有一定作用，注射部位集中在关节内和肩峰下。在病情的早期阶段和与物理治疗相结合疗效更佳。

（4）透明质酸关节腔内注射：透明质酸是关节滑液中的一种成分，具有抗炎作用，近年来已用于冻结肩的治疗。

（5）液体扩张术：关节囊液体扩张术的原理是在成像引导下将大量的生理盐水、类固醇、局部麻醉剂和造影剂注射到关节内，通过液压将挛缩的囊性组织撑开，增加关节囊的内容积并对炎性物质起到稀释和抗炎的作用。但在不同研究中使用的扩张量有很大差异，这可能对液体扩张术疗效产生影响，并且囊膜的处理也不尽相同，囊膜是否需要扩张到破裂还值得进一步研究。

2. 手术治疗

冻结肩的手术治疗包括麻醉下手法松解和关节镜下关节囊松解。

（1）麻醉下手法松解术：是一种在全身或局部麻醉下运用手法牵拉以撕开关节囊粘连皱缩部分，从而达到改善肩关节功能的治疗方法。适应证包括保守治疗无效、处于冻结期的肩周炎；强烈要求减轻痛苦的急性期患者；外旋比对侧肩部减少 ≥ 50%；症状持续 ≥ 3 个月；向关节内注射激素等药物无反应。但该疗法有如肱骨骨折、盂肱关节脱位、臂丛神经牵拉伤、软骨损伤、肩袖撕裂等相关并发症。

（2）关节镜下关节囊松解：随着关节镜技术的进步，关节镜下的囊膜松解术可作为保守治疗无效患者的首选术式，手术主要包括关节镜下关节囊松解、喙肱韧带切断术等，囊膜松解方式可以分为部分松解和 360° 松解。

五、预防与康复

1. 预防

在日常生活中，要注意肩颈部保暖防寒；长期坚持适度锻炼，锻炼前肩部充分热身，保持健康的生活方式，避免强力提拉、抬举重物，避免熬夜。

2. 康复

首先请专业人员对肩关节周围的肌肉、韧带进行放松，缓解关节的僵硬。在充分放松后，进行改善肩关节活动度的主动练习或在患者肩部症状较轻的情况下，练习以下改善肩关节活动度的动作。①面向墙壁，保持约一臂的距离；手臂向前抬起，手指触墙；通过手指的交替移动，缓缓向上抬肩；抬至自己的最大幅度，然后缓缓向下；重复进行。②将浴巾纵向卷成棍状；症状较轻一侧的手，抓住浴巾一端，从背后垂下；症状明显一侧的手，从下面握住浴巾；上面的手缓慢上拉，带动下面的手向上。

六、研究进展

目前治疗冻结肩的方法种类繁多，各类疗法的效果也良莠不齐。未来，在冻结肩治疗的研究上应着重进行各种治疗方法间相互比较的随机对照试验，以期找出最有效的治疗方法。对本病还应着重对发病机制进行研究，不断更新有效的治疗方法，以提高疗效。

第三节　肩袖钙化性肌腱炎

肩袖钙化性肌腱炎（rotator cuff calcific tendinitis，RCCT）是一种以肩袖肌腱内堆积的羟基磷灰石晶体及周围炎症为主要特征的自限性疾病，常发生于冈上肌与冈下肌肌腱。肩袖钙化性肌腱炎是常见的引起肩关节疼痛的疾病之一，约 50% 的患者无明显诱因，由于羟基磷灰石沉积，炎性刺激导致突发性、刀割样剧烈疼痛和肩关节活动受限。

一、解剖概要

肩袖钙化性肌腱炎的核心病理是肩袖肌腱内钙质沉积，主要表现为钙盐在肌腱内逐渐堆积。这些钙化物多发生于冈上肌腱，偶尔也可累及冈下肌腱和小圆肌腱。肩袖肌腱从肩胛骨起始，并以肌腱的形式附着于肱骨大结节上，位于肩峰下滑囊的邻近处；因此钙化性肌腱炎不仅影响肌腱，还可能引发肩峰下滑囊炎，导致肩部活动时出现剧烈疼痛。

二、病因与损伤机制

肩袖钙化性肌腱炎的病因与发病机制仍不清楚，多数学者认为可能与肩袖退行性改变、创伤、肩袖肌腱血液灌注不足、代谢紊乱及细胞介入调节反应等相关。冈上肌腱在肱骨大结节止点近侧 1cm 范围属于乏血管区域，血供最差，应力作用对其影响最大，也是引起退变的主要原因，在此基础上，进一步局部钙盐代谢异常导致钙盐沉积，最终形成冈上肌钙化性肌腱炎。

三、临床表现与诊断

1. 临床表现

临床表现与病程分期密切相关。急性期可在无明显诱因下或轻微外伤、劳动后出现肩关节剧烈疼痛、活动受限，疼痛如刀割样，甚至无法入眠，一般该症状持续数周，患者疼痛与钙化灶自行消失，部分患者局部存在少数钙盐沉积而无症状，但有些患者钙盐沉积多年亦可导致慢性症状，可有间段性急性发作伴有疼痛缓解期。钙化灶如大于 1.5cm 患者肩关节可伴有不同程度的卡压感。

2. 体征

肱骨大结节、肩峰下间隙压痛，肩关节外展、上举受限，肩部撞击试验呈阳性。部分患者甚至可以触及固定的压痛和明显的肿块。

3. 影像学检查

X 线检查是肩袖钙化性肌腱炎的首选影像学检查方法，具有快捷、方便和价廉等优点，典型的病例可见冈上肌邻近大结节止点附近区域高信号钙化灶。CT 可以更加精确地定位钙化灶，尤其可以明确发现易漏诊的肩胛下肌腱的钙化灶，应作为肩袖钙化性肌腱炎手术治疗或非手术治疗前的进一步检查方法。超声检查可以有效探及钙化病灶，明确钙化灶的位置，观察钙化灶的体积、质地、形状且无辐射，可用于孕妇等人群，但对操作者的经验和技术要求较高。MRI 有助于评估是否合并肩袖损伤，有利于手术方案的拟定。

4. 分类

目前普遍采用 Gärtner 分型：Ⅰ型：钙化灶密度均匀，边界清楚；Ⅱ型：钙化灶密度不均匀，边界清楚或钙化灶密度均匀，边界不清楚；Ⅲ型：钙化灶密度不均匀，边界不清楚，呈云雾状。

四、治疗

肩袖钙化性肌腱炎病程呈自限性，非手术治疗为首选方案，对于非手术治疗无效、疼痛剧烈的患者应考虑手术治疗。

1. 非手术治疗

（1）早期非手术治疗通常包括适当休息、冰敷、物理治疗、应用非甾体类抗炎药等，其中应用非甾体类抗炎药可以有效缓解大多数患者疼痛症状。

（2）当病情未得到有效控制或进展为慢性钙化性肌腱炎时，可考虑局部肩峰下糖皮质激素注射、体外冲击波治疗、富血小板血浆注射、超声引导下经皮灌洗术、经皮神经电刺激、钙化灶穿刺抽吸术等。其中局部注射糖皮质激素费用较少、并发症发生率低，是临床常用的治疗方式。近年来，体外冲击波作为一种相对简单的治疗方法，无需住院、并发症少、治疗风险低、治疗周期短、治愈率高，已成为一种新的保守治疗方法。超声引导下经皮灌洗术目前被认为是肩袖钙化性肌腱炎的一线治疗措施，能够有效缓解疼痛，而且几乎没有明显的并发症。该技术在超声引导下使用注射器将 4mL 0.9% NaCl 溶液注入钙化灶，随后将溶解钙盐物质的溶液抽吸出体外，重复多次直至吸出体外的盐溶液不含钙化物质。研究表明，超声引导下经皮灌洗术结合肩峰下糖皮质激素注射可以提高肩袖钙化性肌腱炎的短期临床疗效。

2. 手术治疗

肩关节镜手术是治疗肩袖钙化性肌腱炎首选手术方式，其手术步骤主要包括钙化灶清除术、肩峰下减压术。如肩袖缺损较大，可同时缝合肩袖组织，手术效果满意。术前 X 线片检查用于确认钙化病灶的部位及分型，X 线片分型Ⅲ型即钙化影呈现云雾状且密度低，说明此时为吸收期，应慎重考虑手术治疗。术中可见钙化灶内牙膏样或干酪样沉积物。

五、预防与康复

术后即行三角巾或前臂吊带悬吊固定患肢，术后 12 小时内持续冰敷患肢，之后间断冰敷，持续 2 天。术后第 2 天即行被动康复锻炼，外展和前屈训练为主，控制在 90° 以内，至术后 2 周达到全范围活动，术后 3 周逐渐开始肩关节主动活动及肩袖肌力训练。肩袖有部分损伤者 3 周后开始肩关节主动活动及肌力训练。对于行肩袖修复术者，术后行肩关节外展支具固定 4～6 周，此期间行肩关节被动锻炼，后逐步加强主动锻炼及肌力训练。

六、研究进展

目前关节镜是治疗肩袖钙化性肌腱炎的首选手术方案，但采取关节镜下单纯清理钙化灶还是在清理钙化灶的同时修复破损肩袖仍存在争议，尚需进一步研究。未来的研究方向可以着眼于近年来较热的富血小板血浆注射疗法，但其有效性和安全性仍是未知数。

第四节　肩峰下撞击综合征

肩峰下撞击综合征是指肩部前屈、外展时，肱骨大结节与喙肩弓反复撞击，导致肩峰下滑囊炎症、肩袖组织退变，甚至撕裂，引起肩部疼痛、活动障碍，是肩前方或前外上方疼痛的总称。

一、解剖概要

肩峰下空间是肩峰、喙肩韧带和肱骨头之间的区域，肩袖肌腱及肩峰下滑囊位于其中，负责在肩关节外展和上举过程中平稳地滑动。在正常情况下，肩峰下空间具有足够的宽度来容纳肩袖肌腱的活动。然而，当肩峰形状异常（如肩峰过度弯曲或骨赘形成）、肩袖肌腱增厚、滑囊炎症或肱骨头位置异常时，肩峰下空间变窄，导致肩袖肌腱和滑囊在肩关节运动中受到反复的挤压和摩擦。

二、病因与损伤机制

肩峰下撞击综合征的发病机制复杂，可分为原发性撞击与继发性撞击。

1. 原发性撞击
在肩关节前屈、外展或内旋时，肱骨大结节与喙肩弓前三分之一处反复撞击，导致肩峰下滑囊、肩袖组织的炎性水肿，退化，甚至肩袖撕裂，引起肩关节疼痛和功能受限。

2. 继发性撞击
认为该病与肩关节不稳、肩关节周围肌肉肌力下降造成肩节在进行前屈外展运动过程中，肱骨头脱离盂肱关节中心向近端移位而造成的撞击。常见于从事肩部训练的运动员，如游泳运动员、棒垒球的投手。

三、临床表现与诊断

1. 临床表现
肩关节周围疼痛及活动受限是该病的主要症状，其疼痛部位常位于肩关节前外侧，可向前臂放射至三角肌附着点，在肩关节进行前屈外展时疼痛加重，部分患者会出现夜间静息痛。

2. 体征
肩峰前外缘、二头肌腱沟及肩锁关节处可及压痛。患肢活动受限明显，外展至

60°～80°时，肩峰至肱骨大结节区域出现明显疼痛及压痛。撞击诱发试验阳性是诊断肩峰下撞击综合征的重要依据，Neer撞击征与Hawkins撞击征是最常用的撞击试验。

Neer撞击征：检查者立于患者背侧，固定肩胛骨，另一只手保持肩关节内旋，使患者拇指向下，然后使患肩前屈过顶，如果发生疼痛即为撞击征阳性。

Hawkins撞击征：检查者立于患者后方，使患者肩关节内收位前屈90°，肘关节屈曲90°，前臂保持水平。检查者用力使患侧前下致肩关节内旋，如发生疼痛则为阳性。

3. 影像学表现

X线检查：常规拍摄肩关节正侧位、肩关节Y位片（冈上肌出口位），典型表现可见肩峰下骨赘、肩峰下硬化、肱骨大结节囊性变、肩峰 - 肱骨间距狭小，肩关节Y位片可观察肩峰的形状及厚度。B超与MRI检查则可以显示肩袖、二头肌腱、盂唇等结构的情况。

4. 分类

Bigliani将肩峰的形状分为三型：Ⅰ型为平直型，Ⅱ型为弧形型，Ⅲ型为钩状型。Snyder根据肩峰的厚度分为三型：Ⅰ型小于8mm，Ⅱ型8～12mm，Ⅲ型大于12mm。Neer根据肩袖损伤程度分为三期，Ⅰ期为肩袖及肩峰下滑膜水肿、出血；Ⅱ期为肩袖的纤维化、炎性水肿；Ⅲ期为肩峰骨刺形成、肱骨结节表面的囊性变及肩袖的不同程度撕裂。

四、治疗

1. 保守治疗

针对NeerⅠ期和Ⅱ期肩峰下撞击综合征多以保守治疗为主，包括功能锻炼，物理疗法、非甾体类抗炎药，肩峰下注射透明质酸和类固醇激素。保守治疗可以治疗70%～90%的肩峰下撞击综合征患者。

2. 手术治疗

对于保守治疗无效、NeerⅢ期患者，应行手术治疗。关节镜下肩峰成形术及肩袖修补术为首选手术方式。

五、预防与康复

1. 预防

运动前应对肩关节充分热身，日常增加对肩关节肌群的训练，以保持肩关节周围肌肉力量的平衡。采取正确的运动方式，避免长时间过顶运动。

2. 康复

急性炎症期可适度进行肩关节活动度练习，防止肩关节粘连，进行肌力训练防止肌肉萎缩。急性炎症期过后，继续肩关节活动度训练，同时在肩关节无痛范围内进行协调训练，并加强肩关节稳定肌群的肌力训练。关节镜术后患者，术后第2天行肩关节被动外展和内旋、外旋练习，3周后开始肩关节主动活动及肌力训练。

六、研究进展

Neer Ⅲ期患者的治疗方案仍存在争议，近期越来越多的研究人员认为保守治疗特别是运动疗法可以达到与手术治疗相似的效果。未来进一步研究可以聚焦于一些新兴的技术，如高能量激光疗法、关节腔内注射富血小板血浆、电容性和电阻性电转移疗法等，这些技术的兴起为治疗肩峰下撞击综合征提供全新思路。

第五节　肩关节SLAP损伤

肩胛盂缘上唇前后位损伤（superior labrum anterior and posterior，SLAP）是指肩胛盂缘上唇自前向后撕脱，常常累及肱二头肌长头腱附着处，是导致患者慢性肩痛和肩部不稳定的常见原因。

一、解剖概要

肩关节的上唇是由软骨组织构成的环形结构，位于肩胛骨的关节窝边缘，起到稳定肱骨头的作用。SLAP损伤通常发生在上唇的前后部分，即前上唇和后上唇，此部位是关节最容易受到拉伸和撕裂的区域。上唇与肩袖肌腱（尤其是二头肌长头腱）相连，二头肌长头腱的起点即在肩关节的上唇处，因此SLAP损伤常伴随二头肌长头腱的损伤。

二、病因与损伤机制

1. 牵拉性损伤

在投掷运动的减速期，肱二头肌肌腱的牵拉可使盂唇撕脱。投掷运动员在加速期，上肢离开躯干外展、外旋，肱二头肌肌腱处于更加垂直、更加向后的角度，这一角度变化在附着点处产生旋转力，牵拉后上的盂唇向内旋转，同时二头肌腱也位于盂上结节内侧，类似剥皮一样将盂唇撕起，为投掷运动员后上型Ⅱ型SLAP损伤机制作出解释。

2. 直接撞击

肩外展及轻度前屈位时，肘直臂位摔倒着地时，肱骨头向上方半脱位直接撞击和挤压盂唇导致SLAP损伤。此型大部分患者肱骨头上关节软骨面有损伤。

三、临床表现与诊断

1. 临床表现

疼痛是 SLAP 损伤的最主要症状，通常表现为肩关节前方疼痛，在上肢过头运动和极度外展、外旋位时伴随有上肢不稳定感或缺乏控制。

2. 体征

SLAP 损伤无特异性体征，此外，SLAP 损伤常伴有其他肩关节病变，如肩袖损伤、肩关节不稳、肩锁关节炎、肩峰下滑囊炎等，增加了诊断难度。临床检查主要包括 O'Brien 试验（图 2-6）、Yergason 试验（图 2-7）、压缩 - 旋转试验（图 2-8）、Crank（曲柄）试验（图 2-9）、Kibler 前方滑动试验（图 2-10）等。

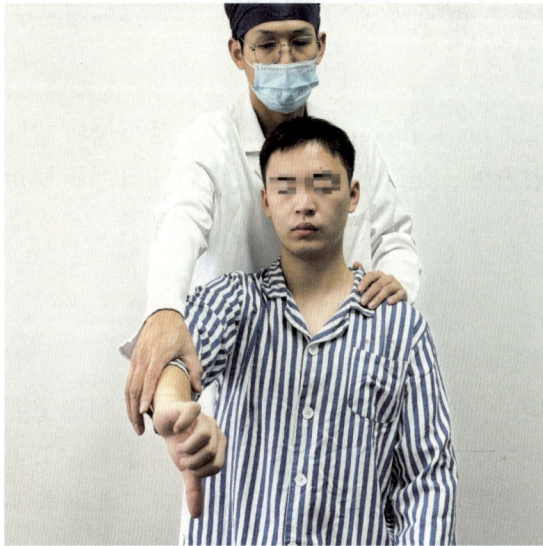
（A）

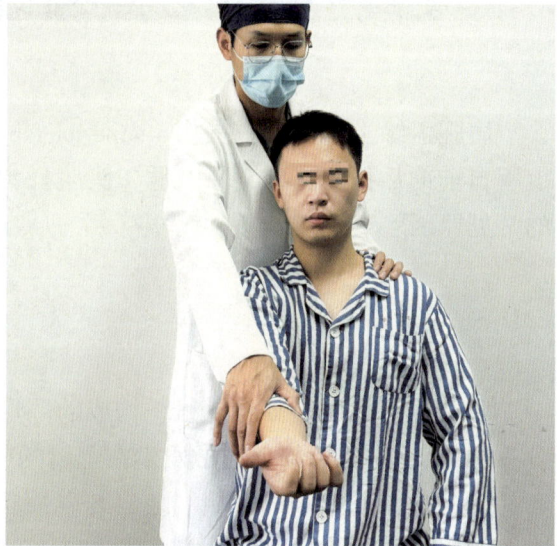
（B）

图 2-6　O'Brien 试验

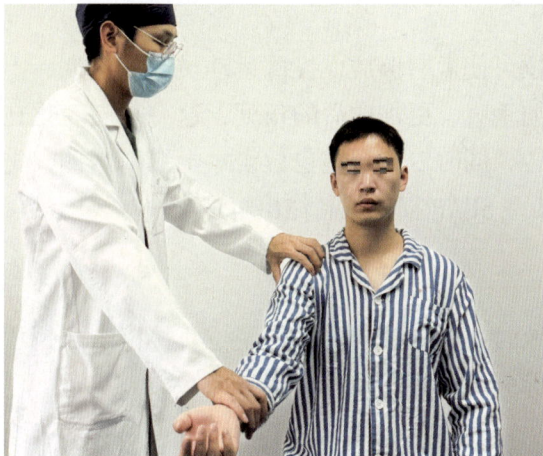

图 2-7　Yergason 试验

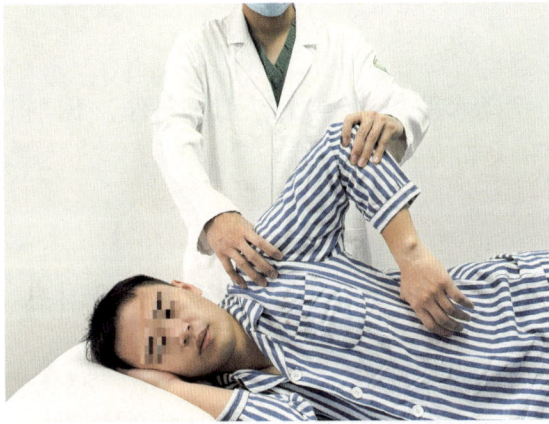
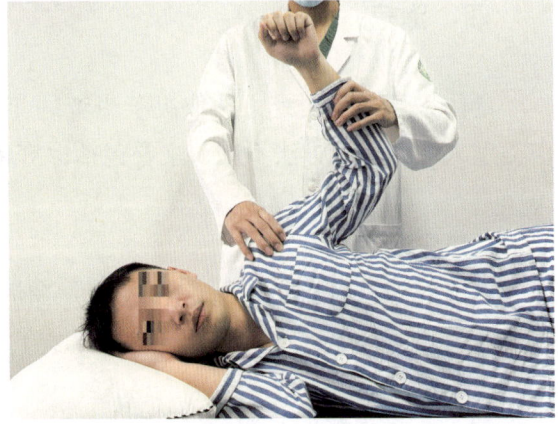

（A）　　　　　　　　　　　　　　　　（B）

图 2-8　压缩－旋转试验

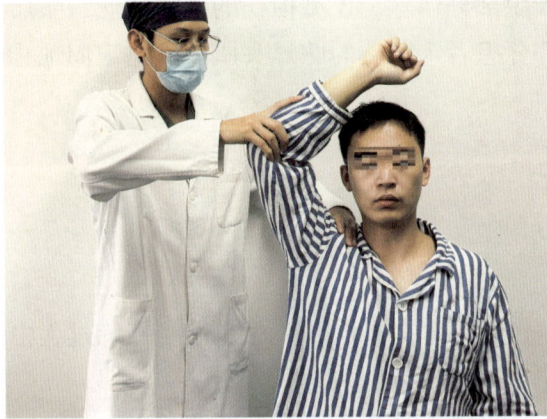

图 2-9　Crank（曲柄）试验

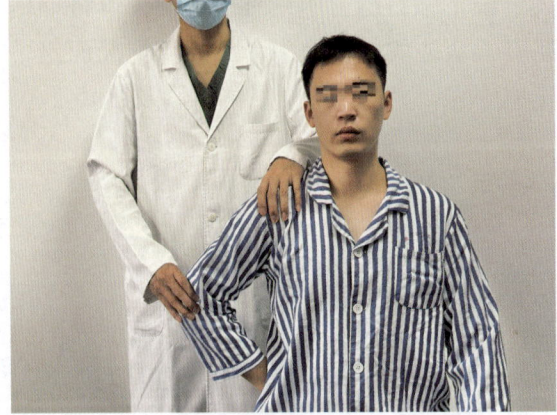

图 2-10　Kibler 前方滑动试验

3.影像学检查

常规 X 线检查对 SLAP 损伤的诊断帮助不大。MRI 检查目前仍是最方便与快捷的诊断方式，若有 SLAP 损伤存在，可在上盂唇、肱二头肌肌腱长头附着处见高强度信号。但 MRI 检查结果不能用作诊断的必要条件，需要结合临床症状、体征联合诊断。CT 检查同样具有磁共振成像检查的优点，并具有更好的空间定位，可用于对 MRI 检查有禁忌的患者。关节镜是目前诊断 SLAP 损伤的金标准。

4.分类

SLAP 损伤分型较多，目前最常应用的是 Snyder 提出的 4 型分类方法。I 型：上盂唇内侧边缘磨损、变性，但结构完整；II 型：肱二头肌肌腱长头止点与上盂唇连接处撕裂损伤，为最常见类型；III 型：上盂唇桶柄样撕脱，但部分上盂唇和肱二头肌肌腱长头仍紧密附着在肩胛盂上；IV 型：上盂唇桶柄样撕脱，病变延伸至肱二头肌肌腱长头处，部分上盂唇仍附着于肩胛盂上，撕脱部分可移行至盂肱关节。

四、治疗

具体采用何种治疗方法取决于患者的年龄、活动水平及残余肱二头肌的条件。不同损伤类型采取的治疗方法不同，主要包括保守治疗和关节镜下手术治疗。

1. 保守治疗

保守治疗适用于大多数患者，特别是在活动需求较低的中老年患者，通常包括患肢休息、非甾体类抗炎药和物理治疗等。最初的保守治疗应至少持续 3 ~ 6 个月。

2. 关节镜下手术治疗

Snyder 分类对 SLAP 损伤的治疗起到了指导作用。目前对于 I 型病变通常提倡清创术，去除变性的盂唇组织，注意保存正常的上盂唇及肱二头肌肌腱长头附着点；II 型损伤应行关节镜下锚钉缝合术；III 型损伤，可将桶柄样撕脱部分切除；IV 型损伤的治疗依肱二头肌肌腱长头撕脱情况及患者年龄等情况而定，大部分患者未撕裂的肱二头肌肌腱仍牢固地止于肩胛盂，只需切除损伤的盂唇及肌腱。

五、预防与康复

1. 预防

掌握正确的技术动作，加强肩部周围肌肉力量训练，提高肩关节稳定性，训练过程中减少对肱二头肌及肩袖组织的过度牵拉。

2. 康复

保守治疗患者需增加肩关节周围肌肉力量和肩关节活动度训练，训练强度以不诱发肩部疼痛为度，建议小重量、多次训练，可使用小哑铃做肩关节屈伸、外展及环绕运动。手术患者术后上肢托固定悬吊患肢，肩外展 30°，外旋 0°，间歇冰敷。患者在麻醉清醒后开始主动压腹和数肋骨锻炼，术后 72 小时循序行钟摆锻炼，术后 1 周行主动肩外展锻炼，术后 2 周行肩背伸和外旋锻炼，同时进行肩关节周围肌群肌力锻炼，术后 6 周在肩关节活动恢复良好的前提下行对抗肌力训练。

六、研究进展

随着关节镜技术的发展，SLAP 损伤的治疗取得了令人满意的结果，但是治疗方案的选择仍然存在争议。近年来，众多学者对于关节镜下 SLAP 修复术及关节镜下肱二头肌肌腱固定术的应用及手术细节进行了大量研究并取得了显著的进展，相信随着手术技术、生物工程以及医疗体系的不断完善，关于 SLAP 损伤的治疗也会不断取得进步，更多的患者会因此获益。

第六节　肩关节不稳

肩关节不稳是指肩关节稳定结构损伤或发育不良，失去维持正常关节稳定能力，肱骨头相对肩胛盂出现有症状的异常活动，以复发性和有疼痛、恐惧、错动感等症状为特征，包括复发性脱位和半脱位。

一、解剖概要

肩关节的稳定性主要依赖于关节囊、韧带、肩袖肌群以及关节唇的共同作用。肩袖肌群由冈上肌、冈下肌、小圆肌和肩胛下肌构成，通过动态稳定机制维持肱骨头在关节盂内的适当位置。肩关节不稳可以由先天性（如关节盂发育不良）或后天性（如外伤或重复使用导致的软组织损伤）原因引起，临床表现通常包括肩关节疼痛、活动受限和反复脱位。此类不稳可能严重影响日常活动和运动能力，需通过物理治疗或外科干预进行管理。

二、病因与损伤机制

静态性及动态性稳定结构是维持肩关节稳定性的两大因素，静态稳定结构包括关节盂、盂唇、盂肱韧带、关节内负压；动态稳定结构包括肩袖及肩关节周围肌肉。当上述任意结构失效时，就会产生肩关节不稳定。此外，本体感觉异常多指关节位置觉与本体感觉的异常，其也会导致多方向不稳定。一次性较大暴力的创伤能够直接造成肩关节脱位或半脱位。如网球、羽毛球、水上运动等项目运动员长期反复肩部劳损或用力不当可导致盂唇撕脱、关节囊破裂，甚至关节盂缘骨折，导致关节不稳。另外还有约 4% 肩关节不稳的患者无明确外伤史，多由关节囊广泛松弛所致，该类不稳定往往呈多向性。

三、临床表现与诊断

1.临床表现

多方向不稳定患者的临床症状多样；轻者仅诉肩部定位不明的疼痛；症状严重者日常生活的轻微活动即可诱发肩关节半脱位/脱位，甚至脱位反复发生，严重影响生活质量。发病初始，患者存在特定的不稳定方向，多由特定动作诱发：前方不稳定者在过头活动，特别是外展外旋时，会诱发疼痛或脱位的症状；后方不稳定者在前臂前屈及内旋时诱发不稳定，例如推门等动作；下方不稳定者在扛举重物时出现不稳定感。

2.体征

可通过特异性试验来区分体征。

（1）恐惧试验：肩外展 90°，屈肘 90°，将肩关节极力外旋，出现肩痛或肩关节脱位感

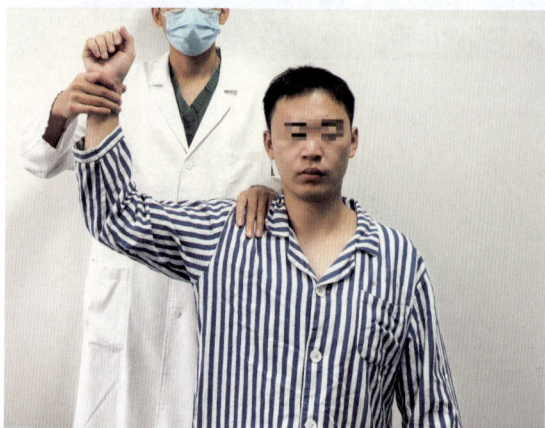

图 2-11 恐惧试验

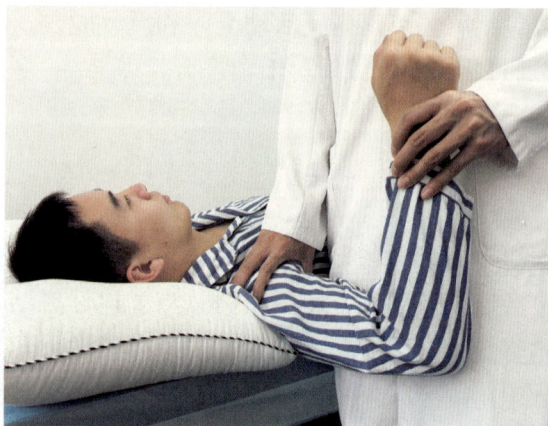

图 2-12 重新复位试验

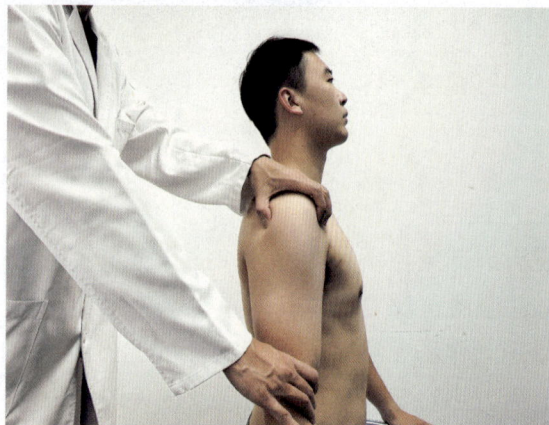

图 2-13 凹陷征

即为阳性（图 2-11）。

（2）重新复位试验：重复恐怖试验步骤，同时从肩前向后施压，肩痛缓解为阳性（图 2-12）。

（3）凹陷征：患肢自然下垂，屈肘，并将肘关节向远端牵拉，肩峰下出现凹陷即为阳性（图 2-13）。

3. 影像学检查

常规的 X 线检查应包括肱骨内、外旋正位片及腋位片。X 线及 CT 用来评估肱骨头相对位置、关节盂的骨缺损情况、关节盂后倾角、关节盂增生情况等，MRI 在评估盂肱关节韧带、关节囊的松弛程度方面有独特的优势，是临床首选的影像学检查方法。

4. 分类

目前缺乏临床广泛认可的、涵盖各种不稳定的分类方式。按照肩关节不稳的方向可分为前向不稳定、后向不稳定、下方不稳定、多向不稳定，其中多向不稳定又分为 4 个亚型：Ⅰ 型为 3 个方向均不稳定；Ⅱ 型为前、下方不稳定合并潜在关节过度松弛；Ⅲ 型为后、下方不稳定合并潜在关节过度松弛；Ⅳ 型为前后方不稳定。

四、治疗

急性脱位后应尽快复位并佩戴肩关节支具固定。对于肩关节复发性前脱位，一般需要手术治疗。后向及多向不稳患者，如未发现明显的组织结构损伤，宜先选择保守治疗，目前康复治疗为最常用的保守治疗方案。若保守治疗效果不佳再考虑手术治疗。

1. 康复治疗

康复治疗是肩关节多方向不稳定首选也是最常用的治疗方式。治疗的重点在于通过特定锻炼，加强机体对肩袖肌及肩胛骨的控制，维持肩关节的稳定。影响康复治疗效果的因素多种多样，年龄是一个重要影响因素，由于多方向不稳定的症状随着年龄的增加逐渐减轻，老年人的康复治疗效果优于年轻人。

2. 手术治疗

手术并非肩关节多方向不稳定的首选治疗方式，主要指征包括病人完成至少6个月的系统性康复治疗后症状未缓解，以及既往有明确的创伤病史、合并结构性损伤的病人，在创伤发生后短期内可行手术治疗。手术治疗旨在缩减关节囊容量，重建关节囊及韧带张力，恢复肩关节的被动稳定性。目前临床最常用的3种术式包括下关节囊切开转位术、关节镜下关节囊折叠术和关节囊热挛缩术。

五、预防与康复

1. 预防

参加运动或训练前充分热身，增加肌肉温度及血液循环，减少运动伤害的发生。平日增强本体感觉、肌肉平衡、躯干稳定性练习。

2. 康复

第一阶段，肩胛骨稳定性训练，冠状位肩峰控制性训练；

第二阶段，肩胛骨后方稳定结构训练；

第三阶段，矢状位肩胛骨、肩峰控制性训练；

第四阶段，90°外展位肩胛骨、肩峰控制性训练；

第五阶段，三角肌力量训练；

第六阶段，大于90°外展位或上举位肩峰控制性训练，部分体育锻炼。

六、研究进展

肩关节不稳发生机制复杂，诊疗方案更是繁多，且各有利弊。特别针对发病率较高的肩关节前向不稳，充分的术前评估，尤其是如何准确评估骨缺损和损伤类型，是未来研究的重点。对于合并骨缺损患者，目前主要治疗思路还是修复关节盂骨缺损。但无论是哪种植入物，都存在骨不愈合、骨吸收导致关节盂重塑不满意的可能。此外，如何利用生物活性因子、生物材料、组织工程支架等多学科交叉手段提高移植物的活性及生物相容性，也是未来研究的热点，需要更多高质量的基础及临床研究成果。

参考文献

［1］Weber S, Chahal J. Management of rotator cuff injuries[J]. J Am Acad Orthop Surg,2020,28(5): E193–E201.

［2］冯思嘉,陈俊,张健,等.肩关节不稳与SLAP损伤联系的研究进展[J].中国修复重建外科杂志,2022,36(2):135–142.

［3］李建,杨星光.肩袖部分损伤研究进展[J].中国运动医学杂志,2022,41(2):144–149.

［4］孙淋,程飚.肩关节疼痛的相关疾病及关节镜治疗[J].中华骨科杂志,2014,34(9):982.

［5］唐新,陈世益.肩关节前向不稳的诊疗现状及进展[J].中国修复重建外科杂志,2023,37(5):509–517.

［6］王予彬,王人卫,陈佩杰.运动创伤学[M].2版.北京:人民军医出版社,2011.

［7］于长隆,敖英芳.中华骨科学:运动创伤卷[M].北京:人民卫生出版社,2010.

（吴连国　崔龙慷）

第三章
肘关节运动损伤

第一节　网球肘

网球肘，也称肱骨外上髁炎，是肘关节的多发病，其特点为肱骨外上髁伸肌总腱起点处的疼痛，因 1883 年 Major 在网球选手中发现而得名。现在发现 95% 的网球肘患者并非打网球引起，10% ~ 50% 的网球运动员在其运动生涯的不同阶段可患此症。

一、解剖概要

肘关节有三个明显的骨性标志，分别是尺骨的鹰嘴、肱骨的内侧髁和外侧髁，伸肘时内外侧髁处于一条直线上，屈肘时，三者呈等腰三角形。肱骨内上髁为前臂尺侧屈肌的起点，肱骨外上髁为前臂伸肌群的附着点。

二、病因与损伤机制

一次急性创伤可诱发此症，但多是肘部反复的屈伸和旋前旋后引起肱骨外上髁伸肌总腱的牵拉及慢性过劳损伤所致，损伤的病理表现为局部的炎症，肌肉或韧带的损伤，肱桡关节滑膜的局限性增生，环状韧带的退变。有学者认为该症的主要表现是伸肌总腱在外上髁附近的撕裂。也有学者认为成年人在外上髁腱膜下有一个间隙，含有疏松组织，当肌肉过度活动时引起腱下间隙内组织水肿，随之出现纤维性渗出，并开始血管增生及形成粘连，粘连的撕裂引起肉芽组织的反应性增生，从而导致外上髁炎症状。

三、临床表现与诊断

1. 临床表现

绝大部分患者是逐渐出现症状，少部分可能是一次受到撞击或牵拉出现症状。早期在运动中做某一动作时出现肘关节外侧疼痛，运动停止后疼痛缓解，再重复此动作时又出现疼痛。随病情加重可逐渐变为持续性疼痛，甚至夜间出现疼痛，影响休息和睡眠，有时疼痛向肘上、肘下放射。

2. 体征

外上髁或伸肌总腱止点处压痛。Mill 试验是其特异检查方法，即肘屈曲、手握拳，然后前臂旋前，同时伸肘，在此过程中若肘外侧出现疼痛即为阳性（图 3-1）。阳性率较高的是抗阻伸腕试验，即抗阻伸腕时肱骨外上髁出现疼痛（图 3-2）。

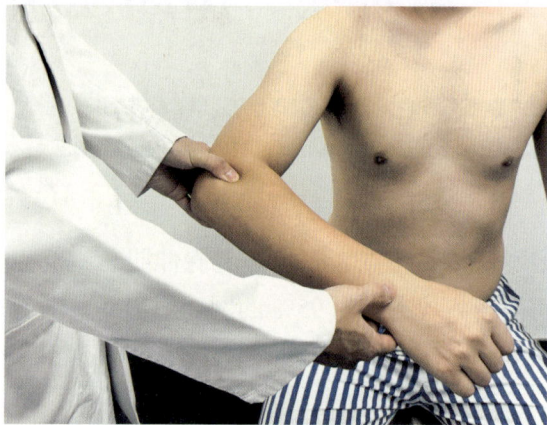

图 3-1　Mill 试验

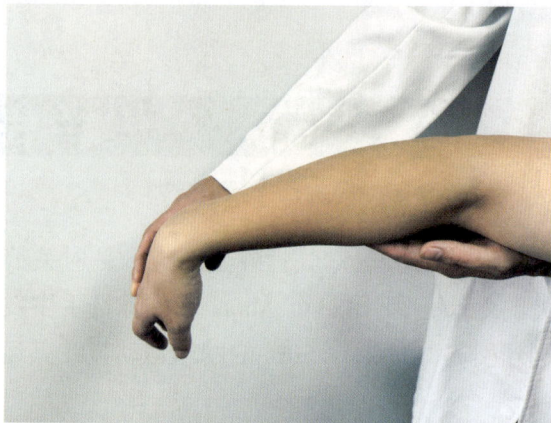

图 3-2　抗阻伸腕试验

3. 影像学检查

根据症状和体征，诊断较容易。X 线片对诊断意义不大，部分患者外上髁可能出现点状钙化影。

四、治疗

1. 保守治疗

（1）早期可停止刺激局部的训练，例如反复的旋前旋后动作和举重。部分患者经休息或局部石膏制动可自行缓解。急性期可口服非甾体类消炎止痛药。

（2）对以上治疗无效的，局部注射泼尼松龙类药物，目的是消除水肿炎症，抑制纤维组织增生及粘连。压痛点最明显的中心是局封的部位，并要注入腱止点及腱膜下间隙，不要注入腱体内。需要反复注射的，每年不要超过 3 次。

（3）针灸治疗，可取用肘髎、曲池等穴位。

（4）推拿治疗对其有良好效果，手法要点：用推揉手法缓解前臂伸肌的痉挛止痛，而后在肱骨外上髁及其附近的压痛点用点压及揉按的手法。

2. 手术治疗

对保守治疗无效、严重影响训练及生活的可采用手术治疗。手术的有效率为 90%。手术过程包括将伸肌总腱纵行分开，暴露深层的桡侧伸腕短肌腱，将其止点从外上髁中央剥离，将腱膜下病变的组织、滑膜一并切除。

五、研究进展

在保守治疗方法中，皮质类固醇注射仍然是肱骨外上髁炎关节内治疗的主流措施。目前有研究显示肉毒杆菌毒素通过抑制疼痛神经传递而起到镇痛作用，并通过降低末端张力和增加肌肉血流量来改善肌腱损伤的愈合结果。此外，自体血液制品（如自体血液和富含血小板的血浆）和体外冲击波疗法在缓解疼痛和改善肘关节功能（包括肌肉功能和肘关节活动范围）方面已被证明是有效的。若保守治疗失败，可以用手术对伸肌总腱进行松解，而关节镜下肌腱松解术是一种微创技术，有望在慢性肱骨外上髁炎患者中获得长期有效的临床和功能结果。对于接受手术治疗的患者，术后康复是实现肘关节正常活动范围的关键，同时进行积极的物理治疗，包括离心强化练习。

第二节　肘关节剥脱性骨软骨炎

肘关节剥脱性骨软骨炎（osteochondritis dissecans，OCD）是应该受到关注的一种疾病，因为关节面的损伤可以引起创伤性关节炎而严重影响关节功能。剥脱性骨软骨炎常见于年轻运动员，当肘关节部分骨头血供障碍时，其表面的软骨变脆弱，并脱落在肘关节周围，导致关节嵌顿交锁。

一、病因与损伤机制

对本病发生的原因有以下几种不同解释。

1. 遗传学说
有研究表明，OCD 可能具有一定的遗传倾向，某些基因的突变或家族性疾病可能增加患病风险。

2. 血循环障碍学说
早期软骨血运丰富并随年龄增长而减少，3 岁左右，当肱骨小头骨化中心出现时，仅有 1～2 个大血管从后侧供应，并且没有血管穿过骺板；8 岁时骨化中心已经很大，但血供仍无改善，软骨部分血供明显减少，特别是与骨化中心直接相邻部分存在某些原因引起的血管损伤或血管栓塞容易影响血运。

3. 创伤学说
血运学说很难解释两个问题，一是此病在运动员中的发病率远远高于普通人群，另一个是此病发生在优势侧。有学者认为，桡骨小头与肱骨小头相互撞击容易引起此处软骨损伤。反复的创伤影响原本就脆弱的骨骺的血供，引起其缺血坏死，导致关节软骨下病变，引起两层之间分离，导致关节软骨完整性破坏进而出现软骨下骨的缺血坏死现象。

从运动创伤来看，外伤是主要的发病原因。少年运动员比成人发病率高，少年时期的关节尚未发育成熟，软骨下骨比软骨脆弱，受到外力作用时关节软骨易自软骨下骨层分离。

损伤机制如下。

（1）一次暴力急性损伤：肱桡关节突然外伤，可以引起肱骨小头的软骨骨折、骨软骨骨折。

（2）逐渐损伤：长期多次肱桡关节的撞击引起关节软骨下骨的缺血坏死，典型病理改变是肱骨小头上有一个骨软骨缺损，内有分离的骨软骨片，而骨床表面常常覆以纤维结缔组织或软骨组织。

但是一次暴力损伤引起的骨软骨骨折，早期若处理不当，晚期病理变化也与典型的"剥脱性骨软骨炎"类同，很难从病理上区别。无论是软骨骨折片、骨软骨骨折片还是剥脱性骨软骨炎的骨软骨片，都可以脱离原来的位置形成关节内游离体（俗称"关节鼠"）。

二、临床表现与诊断

1. 临床表现

少数患者有一次外伤史，但大多数无外伤史，为劳损所致。主要症状为肘关节屈伸疼痛，屈伸受限，支撑痛或者交锁，多于运动后加重。

2. 体征

屈伸受限和局限于肱桡关节间隙的压痛，有时可触到游离体。桡侧挤压痛有助于诊断（肘稍屈曲被动外翻）。

3. 影像学检查

X线检查对确诊有重要意义；但因病期及损伤部位不同 X 线片上表现也各不相同。X线片上的典型表现为肱骨骨关节面有缺损，也可仅表现为肱骨小头的骨小梁结构破坏，呈囊性变或有硬化环，单纯软骨骨折的早期，X 线检查往往呈阴性。MRI 检查对此病诊断有重要参考价值。

4. 鉴别诊断

主要与肘关节创伤性滑膜炎、肱骨小头骨骺无菌性坏死及骨关节结核相鉴别。

（1）肘关节创伤性滑膜炎以关节肿胀、滑膜肥厚为主，屈伸受限但不严重。局封或理疗等效果显著。X 线检查无明显异常。

（2）Panner 病也称肱骨小头骨骺无菌性坏死，与剥脱性骨软骨炎是截然不同的两种病，为整个骨化中心的退变和坏死，伴有再生和再钙化，表现为骨化中心的变形及早期关节隙变宽。发病年龄为 7～10 岁，表现为关节的酸痛，在活动中加重，关节常有肿胀，但是肘伸直多无障碍。

（3）骨关节结核表现为关节肿胀明显，滑膜肥厚，呈梭形肿胀。晚期肌肉萎缩，活动明显受限，有低热，血沉升高。X 线检查往往有骨质稀疏和骨质破坏的表现。

三、治疗

治疗方法分保守治疗和手术治疗两种。

症状不明显、不影响训练者，不必停训治疗。可训练中观察，当有症状时可做理疗等以减轻病变刺激引起的炎性反应。训练中应合理控制支撑用力的训练量并且加强肘部肌肉力量的训练以稳固关节，防止重复损伤。

症状明显、疼痛、交锁、屈伸障碍患者，要根据具体情况采取治疗措施。①休息固定法：早期没有形成剥离之前采用夹板或石膏管型固定2～3个月。如骨软骨片愈合囊性变消失逐渐开始活动。②手术治疗：经夹板固定不能愈合者或已有游离体形成的可考虑手术探查，摘除骨软骨片。若软骨骨片较大，可将骨床及骨片的相对面清理，再固定使之愈合。合并肘骨关节病、桡骨头极度肥大增生、伸屈旋转有障碍者，可以同时切除桡骨小头能收到良好效果。

除软骨片固定术后需石膏固定直至愈合者外，一般手术后宜尽早活动。手术后宜在肘伸直位包紧，防止伸直受限。术后5～6天可小量主动伸屈活动，逐渐增大范围及活动量。支撑动作在症状完全消失、肌肉力量恢复后进行。恢复期间可配合理疗、中药外用等。力量练习要着重静力训练。

关节镜下手术为近年首选方法，包括关节镜下游离体取出术、关节镜下微骨折、自体软骨移植术。

四、预防与康复

肘关节剥脱性软骨炎从受伤原因上分析还是可以预防的，应从以下几方面着手：一是大运动量长时间训练易使上肢疲劳而动作失调，不能控制动作要领，关节不稳，多次反复撞击捻搓就很容易造成损伤。少年运动员基础训练不足，早期专项化，而耐力、力量等身体素质不足，上肢力量不足易于疲劳，即增加受伤因素。年龄小的运动员要相对减少上肢支撑扭转动作的密度，合理安排训练，增加力量练习，减少局部负担量以克服骨骺愈合前生理解剖上的弱点。二是对肘外侧疼痛、肿胀要引起足够的重视，可能是此伤的早期症状，要密切观察，同时减少运动量，以利恢复。

五、研究进展

剥脱性骨软骨炎常见于活跃的儿童和年轻人等，通常累及膝关节、肘关节或踝关节，并可能导致过早的骨关节炎。剥脱性骨软骨炎通常被认为与局部缺血、继发性关节下骨骺的异常软骨内骨化、重复性微创伤和遗传易感性相关。基于病史、体格检查、X线检查和磁共振成像可能有助于早期发现及分期。治疗很大程度上取决于骨骼发育程度和病变稳定性，由影像学检查和关节镜检查确定是否存在关节软骨骨折和软骨下骨分离，对于骨骼不完全发育患者的稳定病变，通常不进行手术，对于保守治疗失败或病变不稳定的患者通常进行手术。

第三节 肘关节恐怖三联征

肘关节恐怖三联征是指肘关节后脱位合并桡骨头和尺骨冠状突骨折，其治疗困难，常导致复发不稳定关节僵硬、关节炎等并发症。肘关节恐怖三联征是一种严重的复杂损伤，治疗时不仅要注意 X 线检查可见的损伤，还要特别重视肘部稳定性及软组织损伤。其特点是：肱尺关节向后脱位，上尺桡关节多稳定；冠状突骨折绝大多数在其高度 50% 以下，基本为横断骨折，包括前关节囊附着点骨折。

一、解剖概要

肘关节稳定装置包括肱尺关节、内侧副韧带、外侧副韧带、桡骨头、关节囊、屈肌总腱和伸肌总腱。肱尺关节是屈伸平面主要的骨性稳定结构，当屈曲超过 30°时，冠状突可对抗肘关节后脱位。内侧副韧带前束是对抗肘关节外翻应力最重要的稳定装置，而桡骨头是次要的稳定装置。切断内侧副韧带可导致肘关节完全外翻和内旋不稳定。经骨孔修复内侧副韧带可重建肘关节稳定性，以允许早期的主动和被动活动。外侧副韧带可提供肘关节内翻和后外侧旋转的稳定性，可通过经骨孔缝合或缝合锚进行有效修复。

二、病因与损伤机制

多发于年轻人，受伤原因主要为高处坠落和车祸，属于严重的高能量损伤。其损伤机制为肘关节后脱位时，首先受到轴向应力作用，迫使其屈曲，随后旋后及外翻应力作用于肘部，从而引起骨折、韧带损伤以及肘关节后外侧旋转不稳定。根据损伤时暴力的大小，可进一步造成周围骨性结构及韧带和软组织的损伤。

三、临床表现与诊断

1. 临床表现

肘部明显畸形，肘窝部饱满，尺骨鹰嘴后凸，肘后部空虚和凹陷。关节可见弹性固定，肘后骨性标志关系改变。

2. 影像学检查

X 线检查可看到骨性损伤，包括肘关节后脱位、冠状突骨折及桡骨头骨折。CT 检查对于判断骨折类型非常有用，可发现那些很难被 X 线片显示的轻微骨折，如伴随冠状突骨折及桡骨头骨折容易被 X 线忽视。同时，肘关节恐怖三联征大多数情况下损伤范围远不止于此，无论患者有没有出现肘关节不稳定的体征，均应考虑到周围韧带及软组织损伤的可能性，可进行 MRI 检查。

3. 骨折分型

肘关节恐怖三联征没有统一的分型方法，而对于桡骨头骨折及冠状突骨折有单独的分型。Mason 将桡骨头骨折分为三型：Ⅰ型：不完全骨折或无移位的完全骨折；Ⅱ型：桡骨头边缘的移位骨折；Ⅲ型：桡骨头完全粉碎性骨折。Johnston 在此基础上增加了Ⅳ型：伴有肘关节脱位的桡骨头骨折。Hotchkiss 改良了 Mason-Johnson 分型：Ⅰ型：关节内骨折块移位 <2 mm；Ⅱ型：骨折块移位 >2mm 伴有机械阻挡使肘部活动受限，可手术修复；Ⅲ型：粉碎性骨折，不可修复，需手术切除或关节置换。Regan 和 Morrey 将冠状突骨折分为 3 型：Ⅰ型：冠状突尖部的骨折；Ⅱ型：骨折范围小于冠状突的 50%；Ⅲ型：骨折范围大于冠状突的 50%。

四、治疗

非手术治疗存在风险，由于此类损伤使肘关节骨及周围韧带损伤严重，因此保守治疗很难维持关节的稳定性，不允许早期进行功能锻炼。而手术治疗中，直接切除桡骨头的方法也不可取，因为肘关节可能会发生再次脱位。通过复位桡骨头或进行人工桡骨头置换，同时修复冠状突和前侧关节囊及外侧副韧带可取得良好的治疗效果。获得良好功能的前提是骨折块的稳定固定或重建冠状突，以及早期的功能锻炼。

1. 保守治疗

保守治疗需满足的条件是：肱尺关节和肱桡关节达到同心圆复位；桡骨的骨折块相对较小且没有移位，冠状突骨折块较小，肘关节有足够稳定性，对前臂的屈伸和旋转功能没有影响。患肢石膏或支具固定肘关节于屈曲 90°，2 周后开始进行肘关节的屈伸锻炼，但避免伸肘时大于 150°，1 个月内每周复查 X 线片，保证复位满意，4 ～ 6 周后逐步增加肘关节活动范围。

2. 手术治疗

对于肘关节恐怖三联征的处理方法是直接对每一部位的损伤进行顺序修复，先修复冠状突骨折，再修复桡骨头，最后是外侧副韧带，由内而外进行。肘关节外侧入路是首选入路，即经由肘肌和尺侧腕伸肌间显露外侧副韧带和关节囊，进一步显露桡骨头。肘后正中入路切口最适合伴有尺骨近端骨折的病例，不但可同时显露肘关节内、外侧结构，而且可避免对表浅皮神经的损伤。肘关节前内侧入路可以显露尺骨冠状突，对于复位冠状突、修补内侧副韧带、探查尺神经有明显优势。

五、并发症

肘关节恐怖三联征的并发症的发生率和严重程度与受伤时骨骼和软组织吸收的能量大小有关。并发症包括肘部不稳创伤性关节炎、异位骨化及尺神经病变等，在严重的三联征损伤后都比单纯脱位或合并桡骨头骨折的脱位更严重。

六、预防与康复

保守治疗手法整复后，用石膏托或支具固定 2～3 周，然后开始活动，早期要注意肘关节屈伸功能的练习，避免粗暴的康复手法，以防止功能受限。手术治疗后，应在术后 1 天在安全范围内开始行主动屈伸活动锻炼。对于预防异位骨化，口服吲哚美辛，每次 25mg，每周 3 次，口服 3 周被认为能降低异位骨化的发生率。

七、研究进展

肘关节恐怖三联征为桡骨头骨折、尺骨冠状突骨折合并肘关节后脱位的复杂肘部损伤。该损伤临床预后较差，常导致肘关节再脱位、异位骨化、关节僵硬、创伤性关节炎和关节退变等并发症，严重影响肘关节功能。早期手术恢复肘关节解剖结构及稳定性、早期功能锻炼是治疗肘关节恐怖三联征的重要措施。

第四节　肘关节僵硬

肘关节是一个容易产生僵硬的关节，肘关节的正常活动度是 0°～150°，几乎所有的损伤均可使肘关节丧失一定的活动度，若肘关节屈曲挛缩超过 45°，将明显影响日常活动。运动员多见于肘关节脱位、侧副韧带损伤及肘内侧装置断裂，是肘关节损伤后功能障碍的重要原因。有时，不适当的手法推拿也会引起关节僵直。

一、病因与损伤机制

肘关节僵硬分为关节内和关节外两种因素。常见的关节内因素包括创伤后关节炎、关节面对合不良、关节内粘连、游离体或骨赘引起的骨关节炎和增生性滑膜炎等。常见的关节外因素则包括异位骨化、关节囊挛缩和肌腱挛缩等。在关节纤维化过程中，肘关节囊起重要作用，即使遭受相对较小的创伤，关节囊的结构和生化特性也会发生改变，导致增厚、顺应性降低和活动性丧失等，但这些改变绝大多数属混合性，同时有关节内和关节外因素，如严重异位骨化者同时伴有关节囊挛缩和关节内粘连。肘关节骨折脱位与僵硬密切相关，所有肘关节脱位均可引起关节囊和侧副韧带撕裂。若脱位同时伴发骨折，则会增加异位骨化的发生风险，进一步影响其功能。

另外，肘关节僵硬的原因也分为创伤性与非创伤性两类。创伤性因素包括创伤、烧伤、颅脑外伤等，损伤程度与肘关节僵硬程度成正比。创伤后肘关节僵硬的发生机制主要是关节内出血、渗出导致肘部处于屈曲位，因为在此位置时肘关节囊容量最大，关节内压力减小，疼痛缓解。此后关节囊逐渐增生变厚，肘屈伸受限。因此，虽然不同因素均可造成创伤后肘关节僵硬，但最基本的病理变化是关节囊发生了挛缩。非创伤性因素包括骨关节炎、炎症性关节炎、化脓性关节炎、多关节血肿等。

异位骨化是由软组织中不均匀的板层骨形成的。具体而言，当多能间充质细胞分化为成骨细胞时会形成异位骨，成骨细胞会产生矿化形成骨的类骨质，组织学上这种异位骨与天然骨相同。其在物理阻挡肘关节活动中十分重要，大约3%的单纯肘关节脱位和高达20%的肘关节骨折脱位都伴发异位骨化。据文献报道，继发于肘部创伤的异位骨化发生率为1.6%～56.0%，可依据损伤的类型不同而不同，随着骨折严重程度的增加而增加，还与其他未注意的骨软骨骨折等有关。异位骨化的发生与神经系统病变密切相关，最常见于脊髓和头颅等创伤，也可发生于非创伤性神经系统疾病。据文献报道，当伴有头颅创伤时异位骨化的发生率为11.0%～73.3%。

目前，肘关节易于挛缩的原因以及哪些患者易于产生创伤后肘关节挛缩仍不明确，但是肘部创伤后早期进行主动活动可以预防关节挛缩。制动时间过长是肘关节僵硬的促进因素。对于肘关节损伤，建议制动时间尽量不超过2周，应早期进行功能锻炼，以降低肘关节僵硬的发病率。

二、临床表现与诊断

肘关节的功能为将手放在一定的空间位置以满足日常生活，当不能达到日常生活所需的功能范围时称为肘关节僵硬。健康人群肘关节活动度文献报道各不相同，随年龄增加而逐渐下降，一般地，伸直范围为－21°～12°，屈曲为122°～164°。目前，被广泛接受的肘关节僵硬定义为屈伸范围小于100°，伸直受限超过30°或屈曲小于130°，这也是大多数临床医师考虑手术治疗的指征。

对于一些从事特殊职业的患者，即使满足了这一标准也不能完成其职业所需的动作时，同样也会要求对肘关节功能进行改善。而一些老年患者即使屈肘仅到110°～120°、伸肘受限30°～40°或以上，也不会明显影响日常生活，不会有肘关节功能改善的需求。

三、治疗

治疗肘关节僵硬的目标在于给患者提供一个无痛、稳定、有力且活动范围良好的肘关节。肘关节僵硬的持续时间、严重程度、患者特殊需求及根本的病理学因素可指导治疗方案的选择，处理方式包括保守治疗和手术治疗。

1. 保守治疗

适应证为肘关节挛缩时间在6个月以内或挛缩轻微的患者。非手术治疗方式包括系列石膏固定、动态或静态支具、连续被动运动机（简称CPM机，又叫作膝关节功能训练器）等。静态渐进性支具将肘关节置于可承受最大应力的位置，随着软组织的拉伸，组织的应力逐渐下降，然后重新调整支具，改变关节角度，再次重复这一循环。这一治疗的原理是，当置于恒定长度时，组织张力会随时间下降。动态支具通过使用弹簧或橡胶带使组织处于恒定张力下拉伸软组织，其原理是组织在恒定张力下长度会不断增加。静态和动态支具都可造成组织的塑性形变并永久性增长。这两种方法都被实践证明有效，但成年患者僵硬时间必须小于 1 年，儿童则无明确时间限制。目前，研究人员对于 CPM 机及被动活动在肘关节僵硬的活动中仍存在争议，推荐对患者进行轻柔的被动活动，但是强烈的被动活动及反复多次的按摩反而会促进异位骨化的形成，这是因为强力被动牵拉可能引起肱肌和前关节囊损伤，继发炎症、关节积血、异位骨化及肘关节挛缩加重。

2. 手术治疗

手术松解的指征为保守治疗失败且活动度持续性受损的患者，以及在强化治疗和康复后没有充分改善活动的患者。术前评估侧重于病史：是否进行过非手术和（或）手术治疗，体格检查应特别注意尺神经的状态。应用 X 线和 CT 检查来评估挛缩的原因，制定合理且详细的手术方案。术中采用臂丛麻醉，术后立即开始康复治疗。通过手术松解和术后规范康复，患者的运动范围一般会显著改善。而肘关节僵硬的手术松解时机非常重要，过早松解术后易引起异位骨化复发，造成再次僵硬；而等待时间过长，又会造成患者康复时间长，严重影响生活，同时在这段时期韧带和关节囊产生纤维化、关节软骨退变、肌肉萎缩，造成继发性关节病变。

切开松解是治疗创伤后或退行性肘关节僵硬的传统方法。手术的目的主要是切除所有影响功能的异位骨化，并对挛缩的关节囊、肌腱等相关软组织进行松解。肘关节僵硬只有在没有前、后方骨性阻挡时才能考虑保守治疗，否则应手术治疗；为改善伸肘功能，应去除前方挛缩的关节囊和后方的骨性阻挡；而为改善屈肘功能，应去除后方挛缩的关节囊和前方的骨性阻挡，同时松解挛缩的内侧副韧带后束。为防止术后出现侧方不稳定，术中必须重视对外侧尺骨副韧带和内侧副韧带前束的保护。切开松解术是一种很有效的松解方式，手术后可明显改善肘关节的活动范围。

关节镜下松解的优势是切口小、失血量少、术后疼痛减轻、康复更容易，是治疗创伤后肘关节僵硬的有效方法之一。随着设备的改进和经验的积累，关节镜下松解的应用也越来越普遍。不利因素是神经损伤的风险增加及关节镜技术方面的要求增加。正常肘关节囊的容积约为 14mL，而僵硬的肘关节容积仅为 6mL，使肘关节镜进入困难，视野更小而无法获得充足的操作空间。关节镜下松解的禁忌证是需要切开手术治疗的严重异位骨化、严重肘关节挛缩伴有明显关节外软组织粘连、骨与软组织解剖结构异常、严重软骨损伤和继发于骨折的关节炎。

人工全肘关节置换术应被视为一种补救治疗方法。随着技术的发展，对肘强直、关节面破坏或僵硬程度较高的患者也是一种可靠的选择，特别是对于有疼痛症状和活动较少的老年患者。但其并发症并不少见，包括松动、磨损、感染和不稳定（半脱位或脱位）、尺神经症状及少数术后肘关节活动度改善不明显等。要严格掌握行置换术的年龄，年轻且活动量较大的患者假体生存率会明显降低。

四、预防与康复

早期功能锻炼是肘关节松解术后至关重要的一环，只有有效、合理的术后康复才能使患者从手术中获得最大收益。预防异位骨化最常用的化学治疗物质为非甾体类抗炎药，如吲哚美辛等，应在术后24h内开始应用，一般建议使用吲哚美辛25mg，3次/d，连续用6周。非甾体类抗炎药主要通过防止前体细胞分化为成骨细胞来起作用。低剂量外放射治疗也被用来预防异位骨化，是一种可通过抑制成骨性前体细胞的局部治疗方法，目前已在术前或术后用于预防肘关节周围的异位骨化。疼痛是制约早期锻炼的重要因素，建议在术中进行臂丛神经置管，可明显减轻疼痛，使患者达到术后第1天即开始进行功能锻炼的目的。术后早期冰敷、使用非甾体类抗炎药并结合物理治疗进行功能锻炼，也有助于功能恢复。我们反对按摩及强力的被动功能锻炼，因强力按摩可增加术后异位骨化复发的风险。目前对于限制性支具的使用仍存在较大争议，大多数专家推荐白天做康复锻炼，夜间用外固定支架或限制性活动支具将患肘交替固定于最大伸肘和屈肘位，且至少持续3～6个月。

五、研究进展

文献显示，肘关节松解术可以有效增加创伤后肘关节僵硬患者的关节活动度、改善关节功能、提高生活质量和减轻疼痛等。骨科手术的成功与否很大程度上取决于术后的康复锻炼。因此，肘关节围手术期异位骨化预防、围手术期多模式镇痛、围手术期止血药物的使用、康复锻炼的设备和模式等方面非常重要。随着基础研究及临床研究的不断深入，希望将来能够形成治疗肘关节僵硬的治疗准则，从而帮助更多患者。

参考文献

［1］潘华山,王艳. 运动医学[M].北京:中国中医药出版社,2017.

［2］亢建洪. 运动创伤学[M]. 北京:人民军医出版社,2008.

［3］谢帕赛思,布斯库尼.运动医学[M].韩一生,译.西安:第四军医大学出版社,2008.

［4］于长隆,敖英芳. 中华骨科学:运动创伤卷[M]. 北京:人民卫生出版社,2010.

［5］张世明. 中西医结合运动创伤学[M]. 北京:北京大学医学出版社,2008.

（陈　华　毛应德龙　沈高波）

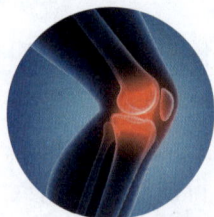

第一节　桡骨茎突部狭窄性腱鞘炎

桡骨茎突部狭窄性腱鞘炎（stenosing tenovaginitis of radial styloid process）是以手腕桡侧疼痛为主诉的一种疾病，由 de-Quervan 于 1895 年首次报道，故又称为 de-Quervan 病。拇短伸肌及外展长肌总腱鞘是发生腱鞘炎最多见的部位。该病多见于看护小孩者、手工操作者及中老年人，女性多于男性。其起病比较缓慢，但有时也可突然发生。由于病变发生在手腕部，病情严重者可对患者的日常生活与工作造成不利影响。

一、解剖概要

拇短伸肌及拇长展肌腱，在桡骨茎突部进入一个腱鞘，该鞘外面覆有腕韧带，内面为桡骨茎突部之纵行窄沟，管腔狭小且无弹力。

二、病因与损伤机制

腱鞘是近关节处的半圆形结构，环形包绕肌腱组织，起到固定肌腱的作用，当关节活动时，肌腱与腱鞘之间会产生相互摩擦，如果两者摩擦过度就会引起炎症，导致腱鞘炎。当拇短伸肌及拇外展长肌腱在同一狭窄坚硬的腱鞘内行走，反复过度牵拉并相互摩擦，产生炎症及增生，使得腱鞘更加狭窄，久之即可被磨损而发生腱鞘炎。

Bunnell 曾说手腕部的任何一种动作都会引起该处的损伤，并特别指出：当手腕背伸并向桡侧倾斜工作时，该二肌肌腱在茎突部约成 105° 的转折，以致当拇指与腕部动作时腱鞘与肌腱相互摩擦，引起损伤。

三、临床表现与诊断

1. 临床表现

大部分患者就诊时，诉腕部或拇指的周围区域疼痛，拇指活动受限。其中部分患者指明于桡骨茎突部出现疼痛，轻者于拇指活动时产生局部疼痛，重者疼痛常向前臂及肩部放散，屈伸指及拇指外展受限，严重影响工作及睡眠。

2. 体征

在桡骨茎突部有时可以发现轻度肿胀，局部压痛敏锐，腱鞘肥厚，并可通过握拳尺偏试验（Finkelstein 试验）来进一步诱发局部疼痛，使患者用患手紧握拇指，检查者将手腕向尺侧搬动（使已因握拳而致紧张的拇短伸肌及拇长肌外展更为紧张并与腱鞘摩擦）（图 4-1），阳性患者于桡骨茎突部可发生锐利痛。

3. 影像学检查

疾病早期查体可明确诊断，增生期 B 超检查可见腱鞘明显狭窄，局部肌腱增粗。

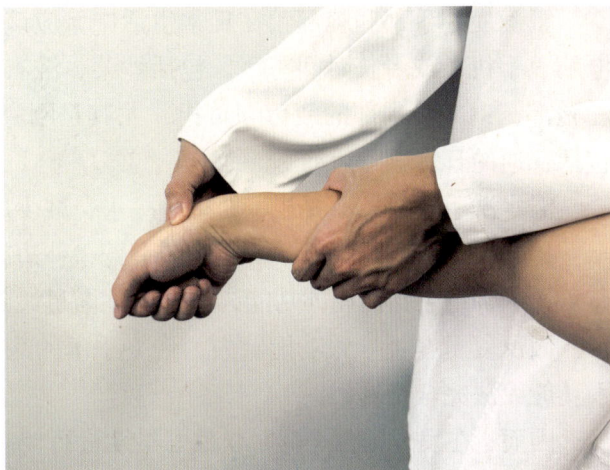

图 4-1　握拳尺偏试验（Finkelstein 试验）

四、治疗

1. 保守治疗

具有急性症状及发病不超过 1 个月的患者，可试用保守疗法，如石膏或支具固定、普鲁卡因局部封闭、针灸治疗、物理治疗等。①石膏或支具固定：早期石膏或支具固定收效较好，一般固定时间为 2～4 周。②小针刀治疗：小针刀通过松解腱鞘，减轻局部压力、张力，改善并恢复患处血液循环，提高新陈代谢，促进局部炎症的消除，能有效缓解患处的疼痛，恢复患处手指功能。③封闭治疗：近年来泼尼松龙类药物局部注射已被广泛采用，效果较好。拇长展肌腱及拇短伸肌腱在局部共用一个总腱鞘，局部封闭治疗时可能会因部分患者二肌腱之间有分隔存在而影响效果，故应注意在注射时让患者分别做外展及伸拇动作来区分二肌腱并分别予以封闭，以取得明显的止痛效果。④冲击波治疗：冲击波可以促进血液循环及唤醒细胞的自我修复功能，刺激痛觉神经受体，达到即时止痛的效果。冲击波的穿透范围广，适用于各种腱鞘炎的治疗。

2. 手术治疗

保守疗法无效时应考虑手术治疗。手术治疗时局部用 1% 普鲁卡因浸润麻醉，于茎突上压痛点最明显处，沿长径做 2～3cm 长之切口。切开皮下组织（应注意避免损伤桡神经浅支），然后切开腕韧带，并将肥厚的腱鞘切除一部分，最后用小血管钳之尖端探测其上、下部是否通畅，并检查肌腱之外观是否有迷走肌腱存在。然后，逐层缝合皮下组织及皮肤。10 日后拆线，约 1 个月后可恢复运动。

五、预防与康复

经常有腱鞘炎患者治疗后复发的情况，也会经常问一个问题：是不是治疗方法不除根？其实大部分的复发，仍然是不正确的生活工作方式导致的，没有注重防护的同时合理康复锻炼也是重要原因。

正确使用手部和腕部：在日常生活中，应该避免长时间保持一个姿势，如长时间使用电脑、手机，或者长时间写字，包括炒菜、洗衣服等。每隔一段时间应该休息，活动手部和腕部，以减少局部的疲劳和负担，尤其是刚完成治疗的患者，3个月内都要避免劳损，包括普通的日常家务活动。

温水洗手，尽量不要让患处接触冷水，减少局部刺激，以免迁延成慢性炎症或复发。

抬起手臂，高过头部，一边旋转手臂，一边旋转手腕。

适当训练手指的屈伸功能，从空手逐渐过渡到抓握松软物品。

因反复腱鞘炎导致功能缺失，最终手术的病例不在少数，而且手术后仍有部分患者的手功能无法完全恢复。

因而，在发现腱鞘炎的时候最好早期进行控制，早期治疗，这样就能够恢复正常生活，也可以避免各种并发症。

第二节　手部肌腱损伤

一、解剖概要

根据指屈肌腱的解剖和生理特点，可将其分为5区。

1. 前臂区（Ⅴ区）

从肌腱起始部至腕管近侧端，即前臂下1/3处。此区屈肌腱较多，有腱周组织及周围软组织保护，粘连机会较少。如条件合适，可在此区一期缝合屈肌腱，效果常较好。注意：避免吻合口在同一平面，以减少粘连。必要时只缝合指深屈肌腱。

2. 腕管区（Ⅳ区）

腕管内有9条肌腱及正中神经，空间较小；正中神经位置浅，常与肌腱同时损伤。处理方法：切开腕横韧带，只缝合指深屈肌腱及拇长屈肌腱。注意：吻合口不可在同一平面。必须同时吻合正中神经。

3. 手掌区（Ⅲ区）

手掌区是指腕横韧带远侧至肌腱进入腱鞘前的区域。手掌内深肌腱的桡侧有蚓状肌附丽，肌腱断裂后可限制其向近端回缩。蚓状肌段可同时修复深浅肌腱，用蚓状肌覆盖深肌腱吻合处，防止与浅肌腱粘连。蚓状肌至腱鞘段，可一期吻合深肌腱并切开部分腱鞘，

4. 腱鞘区（Ⅱ区）

腱鞘区又称为"无人区"，从腱鞘开始至中节指骨中份指浅屈肌的附丽处。此段深浅屈肌腱被限制在狭小的腱鞘内，受伤后易发生粘连，处理效果较差。过去认为此区内肌腱损

伤应留待二期采用肌腱移植修复。由于显微外科及肌腱吻合技术的进展，在"无人区"早期做肌腱吻合的成功率已很高。目前一般认为，如系指浅屈肌腱单独断裂可不吻合，以免粘连；若深浅肌腱同时断裂，过去主张仅吻合深肌腱，同时切除浅肌腱及吻合口附近的腱鞘，但要保留滑车。现在的观点是，应根据具体伤情决定修复方法，如为锐器切割伤，应争取同时修复浅深屈肌腱及腱鞘，如为较复杂的损伤，同时腱鞘有缺损者，一般只修复深肌腱，切除浅肌腱，不修复腱鞘。

5. 深肌腱抵止区（Ⅰ区）

从中节指骨近中份至深肌腱抵止点。该区只有指深屈肌腱，断裂后应争取早期修复，直接缝合断端。若为抵止点 1cm 以内的断裂，可将腱端前移，即切除远断端，将近断端重新附丽在止点。

同样，根据不同部位解剖结构，将指伸肌腱分为五个区。Ⅰ区：末节指骨背侧基底部至中央腱抵止点之间。Ⅱ区：中央腱抵止点至近节指骨中点（伸腱扩张部远端）。Ⅲ区：伸腱扩张部远侧缘至伸肌支持带远侧缘。Ⅳ区：伸肌支持带深面。Ⅴ区：伸肌支持带近侧缘至伸腱起始部。伸肌腱损伤后，只要损伤部位有足够皮肤覆盖，所有的伸肌腱断裂均应一期缝合。

二、临床表现与诊断

1. 临床表现

手指肌腱断裂患者常因手指无法活动或力量减弱而就诊。患者通常主诉手指或手掌部疼痛，尤其是活动时更为明显。受影响手指的屈曲或伸直动作会显著受限，部分患者可能会感觉到手指部位出现肿胀或皮下出血，严重者伴有手部的功能性障碍，影响正常活动。

2. 体征

临床体检时，可以发现断裂部位的肿胀及压痛，有时可触及肌腱断裂的"缺损"或"空隙"。根据断裂的肌腱不同，受影响手指的活动表现也会有所差异，例如屈指肌腱断裂会导致手指屈曲障碍，而伸指肌腱断裂则表现为手指伸展障碍。特定的检查动作，如阻力下的屈曲或伸展测试，能加剧疼痛或凸显活动受限的表现。

3. 影像学检查

早期阶段可通过临床检查初步诊断，而影像学检查则能进一步明确病情。B超检查可用于判断肌腱的断裂位置及程度，显示肌腱断裂后的两端分离状况，必要时可通过 MRI 检查更详细地观察肌腱结构变化及损伤情况，有助于术前计划和预后评估。

三、治疗

肌腱的愈合与其血供关系密切。过去较长时间内，人们认为肌腱本身没有血液循环，因此肌腱不能自己愈合，肌腱损伤修复是依靠周围的纤维母细胞及毛细血管的长入方能愈合，所以愈合后产生粘连，这是一种难以避免的病理过程，这就是外源性愈合理论。在这种理论的指导下，腱鞘内肌腱修复的同时，必须把损伤部位腱鞘切除，使缝接处或移植肌腱直接与周围软组织接触。近年来大量研究证明，肌腱本身具有完整的动静脉系统，肌腱本身具有自行愈合的能力，这就是内源性愈合理论。根据这个理论，主张修复肌腱时应注意保护肌腱的血供，在腱鞘区肌腱损伤，主张同时修复指浅深屈肌腱并修复腱鞘，认为腱鞘修复后滑液还可提供营养，腱鞘及滑液也是防止损伤肌腱粘连的屏障。这种手术在临床上有越来越多成功的报道。但在实践中，多数病例两种愈合方式都很重要，都是必不可少的，有不少病例腱鞘损伤严重，甚至较大范围缺损，腱鞘难以修复。移植肌腱的愈合过程与肌腱断裂修复后相似，唯时间延长 1 周，在移植肌腱血供未建立之前，其营养是靠周围的组织液、淋巴液及滑液提供，肌腱中心可有散在坏死区，其后逐渐被增生细胞代替。

肌腱缝合方法很多，常用的有以下几种。

1. 双 "十" 字缝合法

操作简便迅速，也较可靠，进针处距断端约 0.5cm，适用于多数肌腱断裂。在断掌、断指再植可用此法缝合肌腱，以便利用更多时间修复血管、神经等组织（图 4-2）。

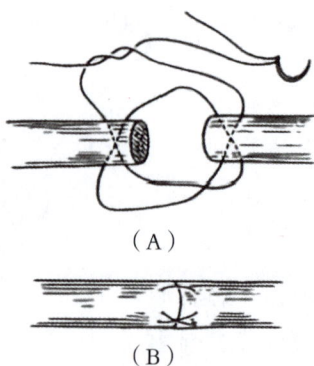

（A）

（B）

图 4-2　双 "十" 字缝合法

2.Bunnell 法

用长约 30cm 的 34 号或 36 号多股或单股柔软不锈钢丝，两头穿针，从近端肌腱离断端 1.5 ～ 2.0cm 处开始做 "8" 字交叉缝合，共 2 ～ 3 次。剪去少量蚊式钳夹处断端，自断端穿出，同时拉紧，再将两针穿入远侧肌腱端，同样穿 2 ～ 3 次，从肌腱旁穿出拉紧，使肌腱对端吻合良好，必要时加简单缝合 2 ～ 3 针。此法缝合较可靠，不易劈裂，且吻合处粗糙面少（图 4-3）。但方法较烦琐，损伤较大。

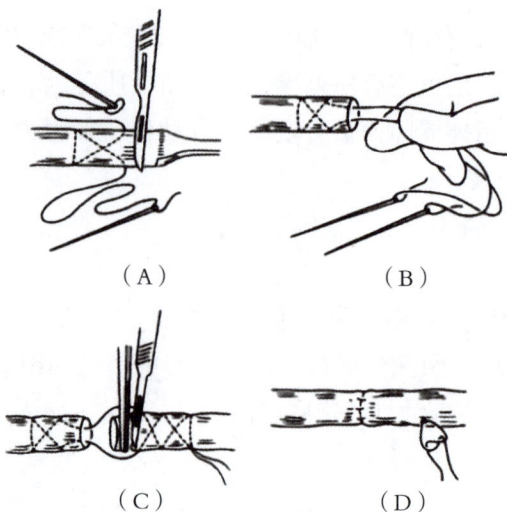

（A）　　　　　（B）

（C）　　　　　（D）

图 4-3　Bunnell 法

3.Bunnell 拉出钢丝法

用 34 号钢丝 30cm 做 "8" 字形缝合。穿第二针后用一段约 12cm 的钢丝扣在缝肌腱的钢丝上，然后用较大三角针将其穿出皮肤，留作以后拉出钢丝。两肌腱针交叉斜向穿过 3 次，从近侧肌腱断端穿出，再由远侧肌腱断端穿入，最后从旁侧穿出，通过小纱布垫和纽扣结扎。3～4周后肌腱愈合，剪去纽扣将钢丝稳妥拉出。此法吻合处没有张力，不易崩断，但限制了早期活动，预后差。

4. 编织缝合法

编织缝合法适用于粗细不等的肌腱远近二断端的缝合，编织后缝合部位较膨大，因接触面大，缝合可靠。由于远近两断端在缝合时均埋入腱内，表面光滑，可减少粘连。其缝合方法系将 远侧肌腱断端反复穿过近侧肌腱远端侧方切口内做编织缝合2～3次，最后将远近两腱端均埋于腱内缝合。

5. Kessler 缝合法

Kessler 缝合法操作较简单，创伤小，用6-0尼龙线，缝合埋藏在腱组织内，减少肌腱粘连的机会，是一种较好的缝合方法（图4-4）。宜加用9-0尼龙线单丝简单连续缝合，使肌腱断端接触良好，粗糙面不外露。

除此之外还有 Kleinert 缝合法、田岛缝合法、Beker 缝合法等，临床中应用较少。当肌腱不全损伤或损伤修复后严重粘连影响手的活动功能，通过一段时间功能锻炼不能改善时，应考虑行肌腱粘连松解术。松解时机，以肌腱修复后3～6个月，肌腱移植后5～8个月为宜。若松解过早，组织创伤修复过程未完全停

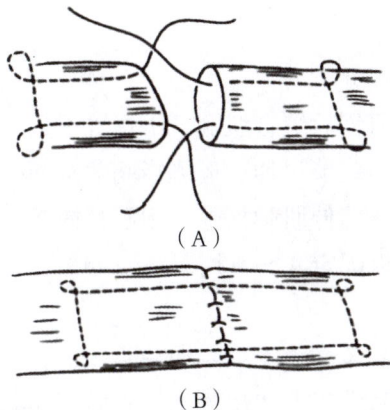

（A）

（B）

图 4-4 Kessler 缝合法

止，瘢痕没有软化，且通过功能锻炼还有可能恢复；若松解过晚，可引起关节继发性挛缩，肌腹收缩幅度降低。松解前要求各关节被动活动度正常或基本正常，肌腱表面应有良好皮肤覆盖，如瘢痕严重，术前应予皮瓣修复。术中松解要彻底，应切除腱床瘢痕组织，并注意彻底止血。松解后可于肌腱周围应用透明质酸钠、几丁糖或二甲基硅油等药物。松解后不要外固定，次日即开始进行主被动功能练习，并配合理疗、体疗。

肌腱移植术修复屈肌腱的方法：切除损伤的浅肌腱和深肌腱的远段以及腱床瘢痕，保留腱鞘的滑车，用深肌腱近端作动力，取游离肌腱条，腱条一端附着于末节指骨，另一端在掌心与深肌腱近端吻合。移植肌腱材料，最常用的是掌长肌（有15%正常人掌长肌缺如），此外，第2～4趾的趾长伸肌腱、跖肌腱及损伤的指浅屈肌腱近段均可用作移植材料。肌腱移植的时机：①伤指各关节被动屈曲正常或接近正常；②瘢痕软化；③肌腱径路有良好的皮肤覆盖。一般在伤愈后3～4周为宜。术后固定肌腱于无张力位：屈肌腱须屈腕屈指位固定；伸肌腱须伸腕伸指固定。活动方法与时机如前所述。

具体而言，当指屈肌腱断裂时可行指屈肌腱断裂游离肌腱移植术：做手指侧正中切口或指掌侧曲状切口及手掌部与掌横纹平行的横切口或弧形切口，示指和小指切口，可分别经掌横纹的桡侧缘或尺侧缘与手掌部切口相连。如为拇指，须于腕上另做T形切口，显露屈拇长肌腱近端。于前臂做2～3个小切口，切取掌长肌腱作移植用。多年来，笔者常将失用指浅

屈肌腱作为移植材料。肌腱断裂后，近端回缩，1～2个月内肌腹变化不大，腱断端仍能拉拢直接缝合。若早期未作适当处理，肌腹发生挛缩，即失去直接缝合的机会；或因严重损伤造成肌腱缺损，均需做游离肌腱移植术。这种情况多见于手部"无人区"屈肌腱损伤。

关于指伸肌腱修复，当Ⅳ区修复时应将纤维鞘管切除，以减少粘连机会。合并骨折的伸肌腱断裂亦可采用一期缝合。伸肌腱周围疏松，含富有弹性的腱旁组织，血液循环丰富，有利于肌腱的愈合。另外，手指背侧伸肌腱较薄，与关节囊和骨骼关系密切，皮肤下即为肌腱，尤其指伸肌腱的扩张部与手内肌紧密相连，功能上具有比较精密复杂的作用，故在修复肌腱或行腱移植时，必须精心细致，否则疗效不佳。

临床常见的伸肌腱止点断裂多为戳伤、远侧指间关节突然屈曲而撕脱伸腱附着点，亦可因局部切割伤所致，表现为锤状指畸形，部分患者伴有撕脱骨折。其治疗方案根据损伤类型分为三类。

1. 开放伤

清创后缝合肌腱，手指置于远侧指间关节过伸、近侧指间关节屈曲位，使伸肌腱松弛，用石膏或铝片夹板固定4～6周（图4-5）。

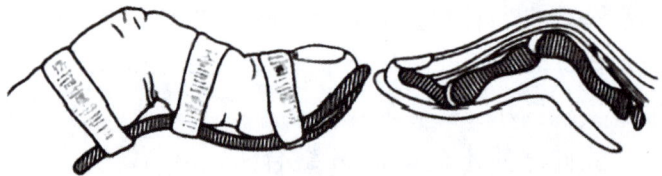

图4-5　复位后用石膏或铝片夹板固定

2. 闭合伤

固定于上述位置4～6周，如撕脱骨折的骨折片大于关节面的1/3，常伴有远侧指间关节脱位，需早期手术，用拉出钢丝法或克氏针固定或用铆钉固定骨折片，外用石膏或铝片夹板固定。

3. 陈旧性损伤

近端肌腱回缩，在断裂处形成瘢痕，肌腱变为松弛。对功能影响不大者可不处理。如对功能影响大，需手术处理：在远侧指间关节背侧做S形切口，翻开皮瓣，可采用切断瘢痕连接处，重叠缝合，或不切断伸肌腱直接行重叠缝合，或以终腱1/2片状腱瓣逆行翻转缝合于末节指骨基底，或取掌长肌游离腱片移植。术后固定于上述位置4～6周。陈旧性撕脱骨折时，如骨折片很小，可予切除，然后将肌腱固定于原止点处；如骨折块较大，应做复位内固定。凡腱端或撕脱骨折片需附着于末节指骨者，均可采用铆钉固定于末节指骨基底部。

屈指时，近侧指间关节背侧突出，该处易受损伤，常伴有指伸肌腱中央束断裂。正常时中央束与两侧束均在手指中轴的背侧，中央束断裂后，侧束仍可伸指。若不及时修复中央束，随着屈指活动，两侧束逐渐滑向掌侧，此时进行伸指活动，由于侧束的作用，反而使近侧指间关节屈曲，远侧指间关节过伸，形成典型的"纽孔"畸形（图4-6）。

新鲜的开放伤或闭合撕裂，均需手术，一期修复中央束。陈旧性断裂时，若屈曲畸形小，可不处理。伸指差30°以上，显著影响功能者，应手术修复。除修复中央束外，应游离两侧束，于近侧指间关节背侧并拢缝合2或3针，也可取掌长肌游离移植，或两侧束内侧半切断交叉缝合。

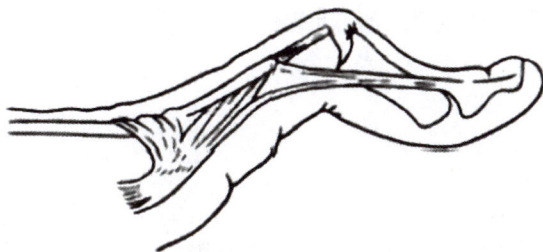

图 4-6 伸肌腱中央束断裂

四、预防与康复

肌腱修复问题，尤其是粘连的防治是肌腱外科的重大难题，至今没有根本解决，但只要遵循如下原则及措施，必然会提高肌腱修复效果，减少肌腱的粘连。

1. 把握好修复时机

肌腱损伤后，一般应争取一期修复，此时肌腱肌肉及周围组织没有发生继发病理改变，修复后效果都较好。但若伤后时间超过 24h、污染重甚至已有感染、火器伤、咬伤及肌腱损伤严重有较大缺损者，不宜一期修复。因种种原因未行一期修复，应争取在伤后 3 周内行延期修复或伤后 3 周以上行二期修复。

2. 注意无创技术

在肌腱创伤的清创及修复过程中，强调无创操作技术，就是要细致、轻巧，减少对肌腱外膜的损伤，减少对肌腱血液循环的影响，保护好腱系膜、腱纽及腱周组织等肌腱血供来源，保存肌腱内源性愈合能力。

3. 选用良好缝合方法和缝合材料

良好的缝合方法应尽量减少对肌腱血供的损害，且缝合牢固可靠。缝接处应尽量平整光滑，尽量减少缝线及线结外露，减少肌腱粗糙面裸露。常用的方法有改良 Kessler 缝合法、Kleinert 缝合法、Tsuge（津下健哉）套圈缝合法及 Bunnell 缝合法。缝合材料应选用反应小、抗拉力强的合成纤维单丝，如无创尼龙针线，尽量避免用粗大的丝线。

4. 争取同时修复

在鞘管区较整齐的切割伤，应争取同时修复屈指浅深肌腱并修复腱鞘。

5. 采用防粘连屏障物

临床上常采用筋膜、自体静脉、硅胶膜、硅膜管等置于肌腱缝接处外周，对防粘连有一定作用。

6. 局部药物应用

临床上有人在修复肌腱周围应用透明质酸钠、几丁糖或二甲基硅油等，也显示有一定防粘连作用。

7. 其他

①肌腱修复后应置于健康组织中，不可置于瘢痕组织中或贴于骨面。②肌腱表面应有良好的皮肤覆盖，不可在肌腱表面行游离植皮。③肌腱修复后，应在无张力位外固定4周。④肌腱修复后，应注意早期功能练习。这是防止粘连、改善功能的重要措施。⑤为防止和减少粘连，应重视术后理疗和体疗。

第三节　腕关节镜技术在腕关节疾病中的应用

腕关节是由桡腕关节、腕中关节、远侧尺桡关节、腕掌关节四部分共15块骨骼组成，各组成骨之间依靠骨间韧带，软骨盘相连。腕关节解剖结构的复杂性决定其临床诊断的疑难程度。在腕关节镜技术开展之前，腕关节痛的病因诊断一直是个较为棘手的问题。虽然腕关节造影在某种程度上为疾病的诊断提供了一些间接征象，但较高的假阳性和假阴性率使该检查方法的可靠性大大降低。Roth报道37例桡腕关节造影病例，发现其假阴性达33%，假阳性达70%。腕关节镜技术为腕关节疾病的诊断提供了一种新的、更为有效的手段，通过关节镜直视下对关节滑膜、关节软骨、关节内韧带及三角纤维软骨盘进行观察，即可得出确切诊断。又可在关节镜下进行滑膜切除、韧带修复、软骨剥脱的清理等手术。它为外科医师提供了一个侵害最小的手段来认识和治疗腕关节病变，腕关节镜的临床应用具有巨大潜力。

一、腕关节镜手术适应证

随着关节镜技术的提高及镜下器械的完善，腕关节镜手术适应证所涵盖的范围也越来越大。与膝关节镜下手术类似，腕关节镜手术也经历了单纯检查、镜下切除、清理至镜下修复、重建的过程。总结腕关节镜的手术适应证包括以下几方面。

1. 辅助诊断手段
原因不明的长期腕关节疼痛的镜下检查、评估。

2. 关节镜下切除、清理手术
包括慢性滑膜炎、类风湿关节炎、退行性骨性关节炎、月骨缺血坏死、Ⅰa型三角纤维软骨复合体损伤、腕骨间韧带部分撕裂、关节内游离体取出、化脓性关节炎、腕掌侧腱鞘囊肿切除、腕尺侧撞击综合征等。

3. 腕关节镜下修复手术

腕三角软骨复合体损伤（TFCC）边缘破裂、舟月骨间韧带断裂、关节内骨折镜下整复固定、腕骨骨囊肿、陈旧性舟骨骨折不愈合等。

4. 腕关节镜下重建手术

远端桡尺韧带重建治疗下尺桡关节脱位、软骨移植等。

二、腕部主要运动损伤的处理

1. 腕关节内、外韧带损伤

（1）舟月韧带损伤：关节内最常见的韧带损伤就是舟月韧带损伤，引起舟月不稳。急性损伤后舟月关节背侧明显肿胀，就应怀疑舟月韧带断裂；如果肿胀在制动 3～4 周仍未消退，可考虑行关节造影检查或关节镜检查。

关节镜下舟月关节复位、固定方法如下：2 根 1mm 克氏针经皮由舟骨桡侧向月骨方向穿入；在关节镜由桡侧腕中关节入路观察下，腕关节背伸、尺偏使舟骨复位，还可通过按压舟骨结节或利用上述 2 根克氏针调整位置；复位后继续将 2 根克氏针向前打入月骨内，并加用 2～3 根克氏针以达到满意固定效果；X 线检查确认后，功能位石膏固定 8 周，逐渐开始功能恢复练习。

（2）月三角韧带、钩三角韧带的损伤同样可以用上述方法处理，但应由尺侧打入至少 3 根克氏针固定。

（3）腕掌侧及背侧韧带损伤：腕关节过度背伸及掌屈活动会引起腕掌侧及背侧韧带损伤，但前者多见。可用 1～2 桡腕关节入路观察，4～5 桡腕关节入路进探钩进行辅助检查。

腕掌侧韧带损伤在腕屈曲、稍桡偏的位置检查最明显，如损伤则在该位置上用石膏固定 4～6 周，用防护手套保护 3 个月，恢复运动后需要应用支持带保护 6～12 个月。

腕背侧韧带损伤在腕背伸时明显，多从其桡骨止点处撕脱，需用塑型良好的管型石膏固定于腕背伸位 6 周，以放松内侧关节囊，使之愈合。再用防护手套保护 3 个月，恢复运动后需要应用支持带保护 6～12 个月。慢性损伤则需要切开手术治疗。

2. 关节软骨损伤

与其他关节软骨损伤类似，如关节镜下发现腕关节内关节软骨损伤，可首先考虑关节镜下刨削平整，如有缺损，则多用 1mm 克氏针钻孔以期肉芽组织长入修复损伤。

3. 三角软骨复合体损伤

与膝关节内半月板损伤机制相同，三角软骨复合体损伤是由过度暴力旋转挤压引起的，是腕部常见的运动损伤之一。固定制动 4 周，陈旧损伤保守治疗无效后可考虑切除三角软骨盘。现在应用腕关节镜技术，无论急慢性损伤，三角软骨边缘损伤者可以在关节镜下缝合修补后固定制动，中央区磨损者可以通过刨削、修整、部分切除等方法来缓解症状，恢复运动功能。

4. 关节内骨折

常见的桡骨远端骨折及舟骨骨折均可通过关节镜下复位，经皮克氏针固定来达到满意的治疗效果。因为应用腕关节镜可在直视下观察关节软骨面的复位情况，并可冲洗关节内血肿、清除脱落的骨软骨碎块，但要注意灌注液的流出道通畅，以防过多液体渗入骨筋膜室。

5. 关节内游离体

如有明显交锁症状，是关节镜手术最佳指征，并可同时对相应的关节软骨损伤区进行处理。

三、腕关节镜手术注意事项

开展腕关节镜手术，要求术者必须熟悉腕部解剖结构及具备一定的关节镜操作技术。术前应详细了解病史及临床检查，摄标准的腕部正侧位片，在怀疑韧带损伤时可行腕关节造影检查。手术时要摸清楚骨突的标志和诸伸肌腱的位置，避免损伤肌腱、神经和血管。在插入套管针及手术器械时，操作要轻柔，以免损伤关节软骨。在开展激光手术时要做好防护工作，室内有关人员必须佩戴防护镜以免误伤。钬激光不要距关节镜头太近，以免损伤镜面。为避免热损伤，术中关节冲洗量要充足（2500～4000mL）。

腕关节镜结合 X 线机治疗腕部关节周围骨折，要求术者掌握手法复位技术及腕关节镜操作技巧。在进行关节镜检前，一定要先行手法复位，使骨折移位得到基本改善，否则突起的骨折碎块极易划伤、磨损关节镜表面。此外，关节内骨折使得腕关节腔与周围组织间隙相通，在行关节镜检查时，入水管压力不可过高，同时确保出水管通畅，否则冲洗液将渗入周围组织间隙，导致腕周组织水肿。

第四节　腕管综合征

腕管综合征又称腕管狭窄征，是指腕部外伤、骨折、脱位、扭伤或腕部劳损等原因引起的腕横韧带增厚，管内肌腱肿胀，淤血机化使组织变性，或腕骨退变增生，使管腔内周径缩小，从而压迫正中神经，引起手指疼痛、麻木无力为主的一种病症。1853 年，Paget 首先描述腕管综合征。1913 年，Marie 和 Foix 通过尸体解剖进一步描述了神经的改变。

一、解剖概要

腕管是腕掌侧一骨性纤维管，其桡侧为手舟骨、月骨及大多角骨，尺侧为豌豆骨、钩骨，背侧为月骨、头状骨、手舟骨及小多角骨，掌侧为腕横韧带（图 4-7）。拇长屈肌腱、指深浅屈肌腱及正中神经通行于腕管内。腕横韧带尺侧附着于豌豆骨及钩骨，桡侧附着于手舟骨结节和大多角骨顶部。

在腕管的远 1/3 正中神经的感觉部分开始分为两支，而运动支的分支一般在腕横韧带的远侧缘或远端分出，但有些分支穿过腕横韧带的远 1/3 偏桡侧支配鱼际肌。

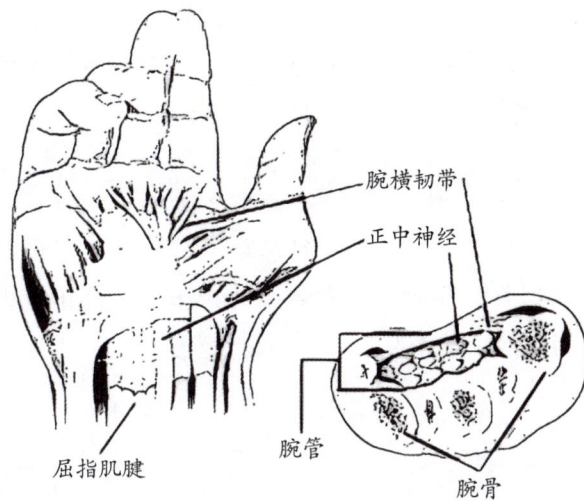

图 4-7　腕管结构

二、病因与发病机制

1. 腕管的容量减小

①月骨前脱位；②腕部骨折，常见于桡骨下段骨折及腕骨骨折；③腕和腕部关节增生性关节炎；④腕横韧带增厚。

2. 腕管内容物增加

①肿瘤，如脂肪瘤、血管瘤、正中神经纤维脂肪增生等；②腱鞘囊肿；③腱鞘滑膜炎、滑膜增厚；④解剖异常，可见于指浅屈肌腱肌腹过低、蚓状肌肌腹过高、掌深肌腱通过腕管及正中神经本身的变异等。

3. 生理改变

多见于绝经期妇女与妊娠者。

三、临床表现与诊断

手部神经支配区域如图4-8所示。

女性患者多于男性患者，男女比例为 1 : 6。桡侧 3～4 个手指麻木、疼痛，以中指最为显著，手指的疼痛以夜间或清晨较明显。开始往往表现为指端的感觉障碍，而手掌感觉正常。疼痛有时可

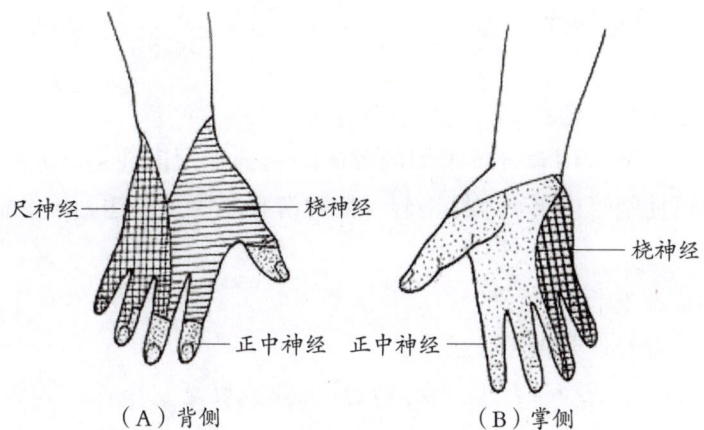

（A）背侧　　　　　（B）掌侧

图 4-8　手部神经支配区域

放射至肘部，甩手、按摩、挤压手及腕部可使症状减轻。有时可出现拇短展肌及拇对掌肌的肌力减弱或麻痹，正中神经皮肤分布区感觉迟钝。严重者可有大鱼际肌萎缩。叩击腕部正中神经可见 Tinel 征、屈腕试验 Phalen 征阳性。

1. 屈腕试验（Phalen 征）

腕关节极度掌屈，一分钟后，自觉正中神经单一分布区手指皮肤麻木加重者为阳性。可双侧同时对比做。也可以在屈腕时，检查者用拇指压迫腕部正中神经分布区，一分钟后手指麻木、疼痛加重者为阳性［图 4-9（A）］。

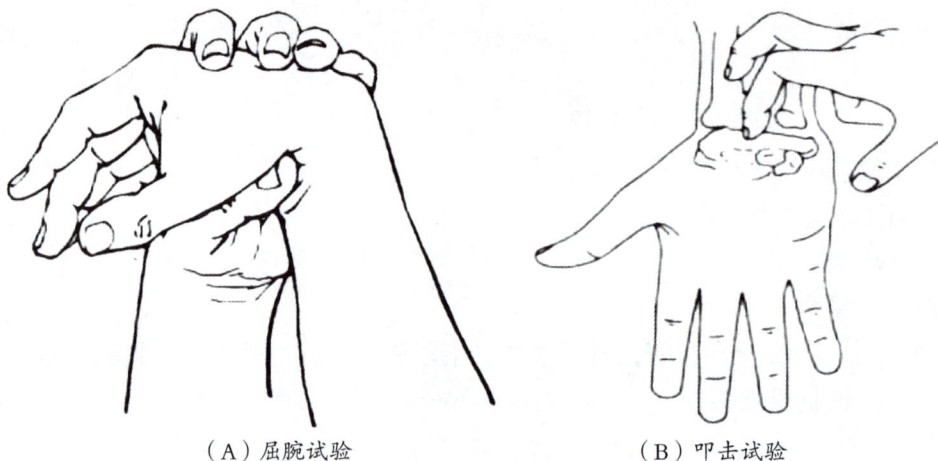

（A）屈腕试验　　　　　　　　　　　（B）叩击试验

图 4-9　屈腕试验和叩击试验

2. 叩击试验（Tinel 征）

用手指轻扣腕掌部，如出现沿正中神经分布区异常感觉者为阳性［图 4-9（B）］。

3. 肌电图检查

早期可用肌电图检查，以帮助明确诊断。神经传导速度可减慢，拇短展肌收缩力减弱。

四、治疗

1. 保守治疗

早期可用含普鲁卡因的类固醇制剂腕管内注射，每周 1 次，3 次为 1 疗程。类固醇制剂可使腕管内组织水肿减轻，肌腱滑膜变薄，以达到缓解症状的目的。

2. 手术治疗

腕管切开神经松解术。

（1）适应证：①经保守治疗无效或反复发作者；②病程长，已有肌肉萎缩者；③临床疑有肿物压迫者。

（2）手术步骤：①切口。在小鱼际桡侧缘做弧形切口，并向腕上做 S 形延长，这样可以避免损伤正中神经的掌浅支。而腕横纹以远的切口过长，有术后伤口瘢痕性疼痛的弊端。可缩短该部分切口，仅达腕横韧带的近侧 1/2。②切开皮肤、皮下组织，显露腕横韧带。在前臂下端切开深筋膜，将掌长肌腱和桡侧腕屈肌腱向两侧牵开，显露正中神经。需要指出的是，虽然腕横韧带切开或切除后对缓解正中神经的压迫起重要作用，但术后因缺乏腕横韧带对腕横弓的约束及屈肌腱向掌侧滑动，使腕及手的力量下降。因此，在切开腕横韧带时，可做 Z 形切开，即腕横韧带的近侧半在桡侧切开，远侧半在尺侧切开。腕横韧带切开后向两侧翻转，并用卡尺测量腕横韧带近、中、远的厚度。正中神经在腕横韧带近侧，往往因水肿而呈假性神经瘤，其表面充血，形状如梨状，其球状部分在韧带的近侧，而其较尖细的远端进入腕管的近 1/3 部。术中应注意：在被动伸屈指时有无移位的肌腱进入腕管，如指浅屈肌肌腹过低或蚓状肌肌腹过高，则应将此部分肌腹切除。对指屈肌腱增厚、充血的滑膜予以切除，并送病理检查以明确诊断。然后将指屈肌腱和正中神经侧向牵开，检查腕管底部有无肿瘤、囊肿或异常骨性突起，若有应予以一并切除。

（3）术中注意事项：腕横韧带的切开要充分，因为在腕横纹以远 3 ~ 4cm 处腕横韧带开始变薄，往往容易被误认为掌中腱膜，而未将其切开，这是造成减压不彻底的原因。另外，术中止血要彻底。

参考文献

［1］Beauperthuy GD, Burke EF. Alternative method of repairing collateral ligament injuries at the metacarpophalangeal joints of the thumb and fingers. Use of the Mitek anchor[J]. J Hand Surg, 1997, 22(6):736–738.

［2］Canale ST. Campbell's Operative Orthopaedics[M]. 10th ed. St Louis, MO: Mosby, 2003.

［3］Darlis NA, Kaufmann RA, Giannoulis F, et.al. Arthroscopic debridement and closed pinning for chronic dynamic scapholunate instability[J]. J Hand Surg Am, 2006, 31(3):418–424.

［4］Freiberg A, Pollard BA, Macdonald MR, et al. Management of proximal interphalangeal joint injuries[J]. Hand Clinics, 2006, 22(3):235–242.

［5］Stanley J, Saffar P. Wrist Arthroscopy[M]. United Kingdom: Martin Bunitz Lud, 1994.

［6］崔新东,李激扬.拳击运动员第二腕掌关节半脱位11例临床分析[J].中华外科杂志,2004,20(2):116.

［7］曲绵域,于长隆.实用运动医学[M].4版.北京:北京大学医学出版社,2003.

［8］王澍寰.手外科学[M].3版.北京:人民卫生出版社,2011.

［9］于胜吉.腕关节外科[M].北京:人民卫生出版社,2002.

（陈　科　樊旺哲）

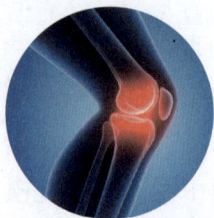

第一节　颈椎间盘突出症

颈椎间盘突出症是一种因颈椎间盘发生退行性变和颈部外伤引起的疾病。其主要病因是在颈椎间盘发生退变的基础上受到外界损伤，导致纤维环破裂，髓核从破裂之处突出或脱出，直接引起颈髓或神经根受压，临床症状以颈肩部疼痛、上肢放射性疼痛、肢体感觉障碍等为主，在临床上常可遇到突发性颈椎间盘突出症，而且大多数是以瘫痪为首发症状。

一、解剖概要

椎间盘是上下椎体间的软骨性组织。颈部椎间盘共有 6 个，寰枢椎之间无椎间盘。颈椎间盘组织结构较腰椎间盘小而薄弱，但其承受应力以及活动范围不亚于腰椎间盘。颈椎间盘主要起连接两个椎体、负重及维持正常脊柱生理弧度、缓冲震荡、保护大脑等作用。每一椎间盘由软骨板、纤维环、髓核三部分构成。软骨板是玻璃样软骨，上下各一片，遮盖在椎体上，其边缘部与纤维环编织在一起。纤维环由纤维软骨构成，其纤维的深浅层呈束状方格样排列，这一结构不仅可加固上下椎体的联系，加大上下椎体的分离范围，而且可以防止椎体间的过度旋转。髓核被环包在中心，是一种半液体组织，含有网状纤维结构及小量细胞成分，椎间盘本身无营养血管，其营养来源于椎体海绵组织的渗透作用，因此很容易发生退变。

二、病因与损伤机制

椎间盘是人体各组织中最早、最易随年龄发生退行性改变的。随着年龄的增长，髓核失去一部分水分及其原有的弹性，致使椎间盘发生退变。颈椎间盘变性和破裂与颈椎伸屈活动频繁引起的局部劳损和全身代谢、分泌紊乱有关。由于颈椎间盘的纤维环比较薄弱，当颈部突然过度屈、伸（挥鞭性）或头部遭受向下压的外力时极易发生颈椎间盘突出。此外，外伤也可直接导致颈椎间盘突出，这是因为颈椎间盘前部较高较厚，正常髓核位置偏后，且纤维环后方又比较薄弱，故遇外力作用时髓核容易向后方突出或脱出，压迫相应节段的神经根或脊髓，产生相应节段的神经根或脊髓受压的临床表现。

初起，大多起于轻微劳损，如排球救球滚翻、游泳等，引起椎间盘变性，再由某一颈椎的动作突然发病，也有的是症状逐渐出现；或见于外伤情况下，赛车或者橄榄球运动员发生"挥鞭损伤"，损伤颈间盘突然发病。运动员训练比赛时头部落地，头颈屈曲受伤，也会引发急性颈椎间盘突出症。

三、临床表现与诊断

1. 临床表现

本病多为急性发病，少数病例亦可慢性发病。患者伤前无临床症状，伤后出现颈脊髓或神经根受压的临床表现。

（1）患者多在晨起时感颈肩背痛、颈项僵硬、活动受限。

（2）有的患者可出现难以忍受的剧烈疼痛，并向上肢呈放射性疼痛、麻木，咳嗽、打喷嚏时，患肢放射性疼痛、麻木感加剧。

（3）有的患者可出现四肢麻木无力、发沉，持物坠落，行走不稳发飘，步态笨拙有踩棉感、束带感，性功能障碍，大小便控制能力减退等。

2. 体征

（1）颈项部肌肉痉挛，头颈功能活动受限。

（2）突出部位的棘突间及棘周有压痛，项韧带剥离，椎间孔挤压试验（图5-1）及臂丛神经牵拉试验（图5-2）阳性。脊髓受压时可出现踝阵挛（图5-3）或髌阵挛（图5-4），提睾反射及肛门反射可减弱或消失，屈颈试验（图5-5）阳性等。

（3）受累的神经节段有感觉、运动、反射的改变和相应的肌力减退、肌肉萎缩等现象。

（4）四肢肌张力增高，腿反射亢进，手指握力减弱，生理反射亢进，病理反射阳性［巴宾斯基征阳性（图5-6）、霍夫曼征阳性（图5-7）］等。

（5）重者出现双下肢痉挛性瘫痪，括约肌功能障碍（大、小便失禁）。

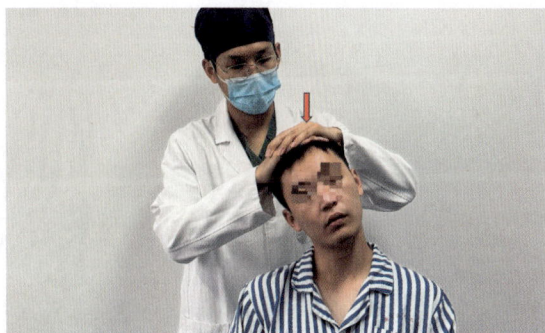

图5-1　椎间孔挤压试验

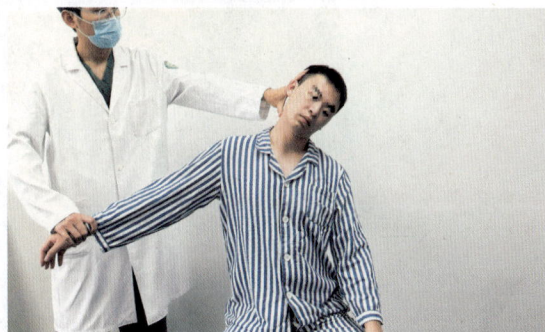

图5-2　臂丛神经牵拉试验

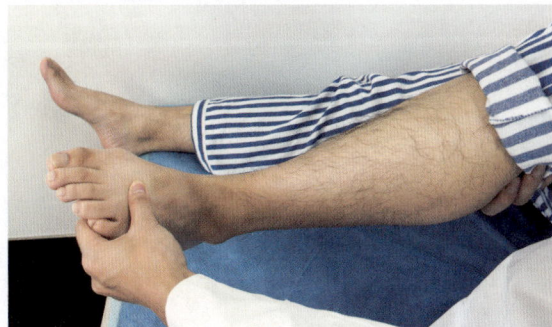

图5-3　踝阵挛

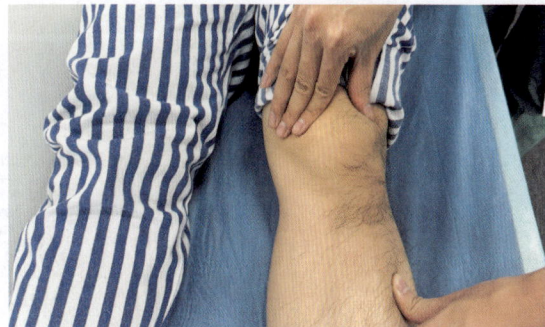

图5-4　髌阵挛

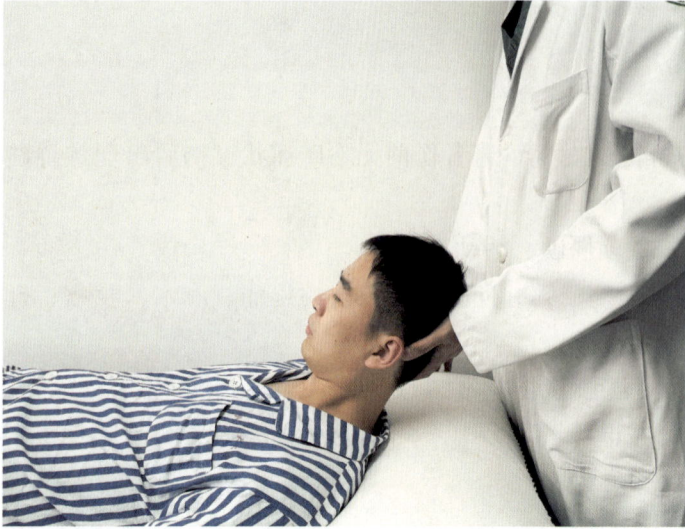

图 5-5　屈颈试验

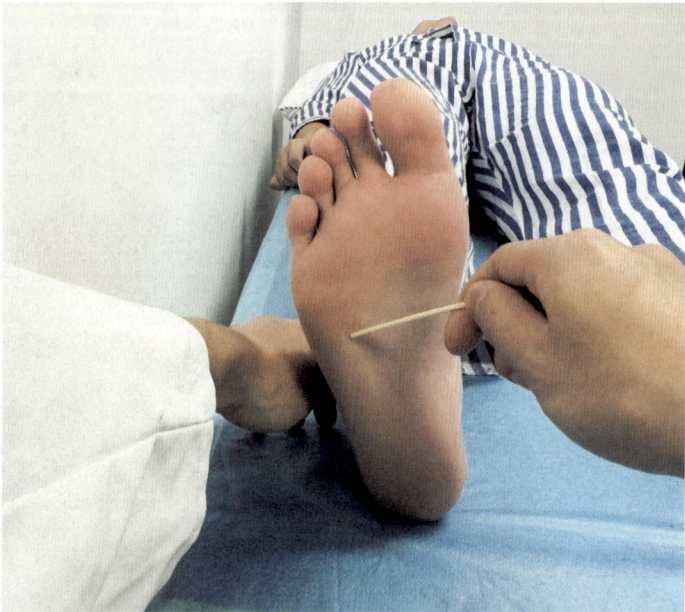

图 5-6　巴宾斯基征

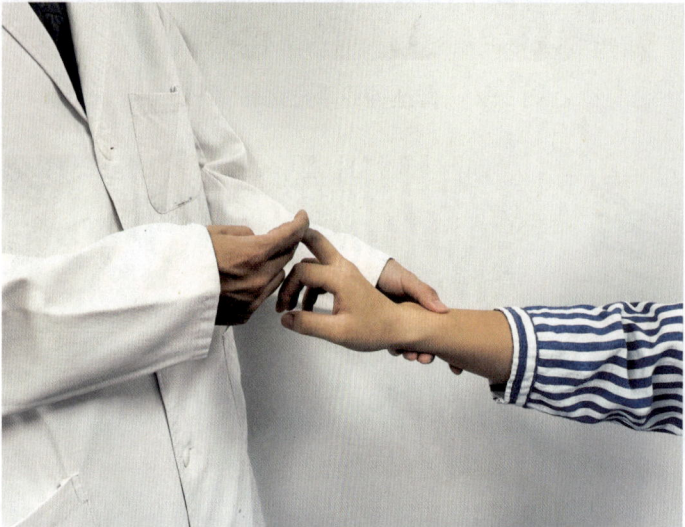

图 5-7　霍夫曼征

3. 影像学表现

（1）X线检查：X线片可见相应的椎间隙变窄，颈曲变直或反张，椎间隙前窄后宽或前后等宽，椎体失稳，椎体上下缘可有不同程度的骨质增生。

（2）CT、MRI检查：CT和MRI检查可以清楚地显示出椎间盘突出的部位、大小以及脊髓和神经根受压的程度，是确诊颈椎间盘突出症的金标准。

（3）电生理检查：肌电图（EMG）在临床上常用来检查周围神经损害情况，同时可定位神经病变的位置，判断神经肌肉的病变程度和预后。

4. 主要体征

颈椎间盘突出症的主要体征见表5-1。

表5-1　颈椎间盘突出症的主要体征

椎间隙	受压神经	麻木区	疼痛区	肌力减退	腱反射
颈2～3	颈3	颈后部，尤其是乳突周围	颈后部及乳突周围	无明显肌力减退	无改变
颈3～4	颈4	颈后部	颈后部，沿肩胛提肌放射	无明显肌力减退	无改变
颈4～5	颈5	三角肌区	颈部侧方至肩部	三角肌	无改变
颈5～6	颈6	前臂桡侧和拇指	肩及肩胛内侧	肱二头肌，拇指及食指屈伸肌	肱二头肌反射减弱或消失
颈6～7	颈7	食指、中指	肩内侧、胸大肌	肱三头肌	肱三头肌反射改变
颈7～胸1	颈8	前臂尺侧、环指、小指	上肢内侧、手掌尺侧、环指、小指	握力减退	反射正常

5. 分类

颈椎间盘突出症的主要类型可分为侧方突出型、旁中央突出型、中央突出型（表5-1）。

（1）侧方突出型：突出部位在后纵韧带的外侧，钩椎关节的内侧，为颈脊神经经过的区域，该处压迫往往会发生单侧的根性症状。轻者出现颈脊神经支配区（即患侧上肢）的麻木感，肌力改变不明显；重者可出现受累神经节段支配区的剧烈疼痛，如刀割样或烧灼样疼痛，同时伴有针刺样或过电样窜麻感，疼痛症状可因咳嗽等增加腹压动作而加重。椎间孔挤压及臂丛神经牵拉试验阳性，受累神经节段有运动、感觉及反射的改变，神经支配区域有肌力减退和肌肉萎缩表现。

（2）旁中央突出型：突出部位偏向一侧，在脊髓与脊神经之间，因此可以压迫两者而产生单侧脊髓及神经根的症状。除有侧方突出型的表现外，尚可出现不同程度的单侧脊髓受压的症状，表现为病变水平以下同侧肢体肌张力增加、肌力减弱、腱反射亢进、浅反射减弱，并出现病理反射，可出现触觉及深感觉障碍；对侧则以感觉障碍为主，即有温度觉及痛觉障碍，而感觉障碍的分布多与病变水平不相符，病变对侧下肢的运动功能良好。

（3）中央突出型：突出部位在椎管中央，因此可以压迫脊髓双侧的腹面而产生脊髓双侧的症状。此型无颈脊神经受累的症状，表现为双侧脊髓受压。早期症状以感觉障碍为主或以运动障碍为主，晚期则表现为不同程度的上运动神经元或神经束损害的不全痉挛性瘫痪，如步态笨拙，活动不灵，走路不稳，常有胸或腰部束带感，重者可卧床不起，甚至呼吸困难，大、小便失禁。检查可见四肢肌张力增加，肌力减弱，腱反射亢进，浅反射减退或消失，病理反射阳性，髌阵挛及踝阵挛阳性。

6. 鉴别诊断

（1）颈椎病：属于退行性病变，发病较慢，外伤史不明显，多见于 40 岁以上人群，CT或 MRI 检查可显示椎间盘突出，但退变、增生明显，韧带可有硬化或钙化、椎管狭窄等改变。退行性增生明显。

（2）肩关节周围炎：有部分神经根型颈椎间盘突出症患者，因肩关节失神经营养而合并肩关节周围炎。此类患者除肩关节周围炎表现外，伴有颈痛，上肢神经学检查有异常表现。

（3）颈椎椎管内或髓外肿瘤：颈椎原发或继发性肿瘤侵入椎管可压迫颈髓和神经根，出现颈部和上肢疼痛，疼痛性质取决于肿瘤特点和损害部位。肿瘤患者无外伤史，起病慢，可同时出现进行性加重的运动、感觉障碍，局部疼痛症状突出，夜间痛明显。MRI 检查能非常清楚地显示肿瘤侵犯部位及脊髓变化情况，故可鉴别。

四、治疗

颈椎间盘突出症的治疗，主要根据椎间盘突出的程度和类型来有针对性地制定治疗方案。一般来说，通过保守治疗后，大部分患者的症状都可得到缓解或治愈。但对部分病情严重、出现症状严重、体征明显或症状反复发作的脊髓压迫患者，可进一步行手术治疗。

1. 保守治疗

（1）针灸及手法治疗：颈椎间盘突出症急性期原则上不主张进行推拿手法治疗，这是因为推拿按摩有可能加重对脊髓或神经根的损害而使症状加重，但对慢性期及轻型颈椎间盘突出患者也可采用温和轻柔的手法治疗，切忌暴力手法。针灸对慢性期及轻型颈椎间盘突出患者也有一定的疗效。

（2）中医辨证施治

①风寒痹阻型：颈项部冷痛重着，俯仰不利，休息痛不减，受寒及阴雨加重，肢体发凉。舌质淡，苔白或腻，脉沉紧或濡缓。治宜祛风散寒，温经通络。方用温经活血方或除痹止痛汤。

②气滞血瘀型：颈项部痛如刺，痛有定处，日轻夜重，颈项部板硬，俯仰旋转受限，痛处拒按。舌质暗紫，或有瘀斑，脉弦紧或涩。治宜行气通络，活血化瘀。方用身痛逐瘀汤。

③肝肾亏虚型：颈项酸痛，喜按，腿膝乏力，劳累更甚，休息则减轻。舌质淡，脉沉细。治宜益肝补肾、强筋健骨。偏阳虚者右归丸加减，偏阴虚者左归丸加减。

（3）物理治疗：物理治疗的种类很多，不论是热、光、电，还是磁疗、蜡疗和醋疗以及中药离子导入等都有一定的疗效。常用的有离子导入、超短波、频谱、远红外线灯和中频等，都有改善局部血液循环和促进炎性水肿吸收及血肿消散、增强组织代谢、缓解肌肉痉挛和减轻疼痛的作用。

（4）封闭疗法：将一定的药物注射于局部痛点、穴位或神经根、干、丛、节等部位，促进炎症吸收、活血化瘀、消炎止痛、解除肌肉痉挛、改善局部缺血、减轻神经根水肿。

（5）牵引治疗：可分坐位和卧位两种姿势，采用枕颌牵引带进行牵引治疗。①坐位（垂直）牵引：要求颈椎处于中立位或略后伸位，以顺应其生理曲度；②卧位（水平）牵引：要求头部略向后倾，颈项部垫枕，以维持其生理弧度。牵引重量一般为 3～5kg，也可逐渐增加至 5～10kg，时间 20～30 分钟 / 次，每日 1～2 次，15～20 日为一疗程。

（6）颈围固定：颈围固定的目的是制动和保护颈椎以增进颈椎的稳定性，能使颈部肌肉获得充分休息，缓解因肌肉痉挛所致的疼痛，减少突出物对脊髓、神经根的刺激，减轻椎间关节创伤性反应，有利于组织水肿的消退和疗效的巩固。

2. 手术治疗

手术治疗的目的主要是解除椎间盘对神经和脊髓的压迫，减轻患者症状，改善生活质量。手术原则是减压和局部稳定。

（1）颈前路融合手术：一般是指经前路颈椎间盘切除减压融合术（anterior cervical discectomy and fusion，ACDF），是通过颈前路切除颈椎间盘，直接解除了突出的颈椎间盘对颈髓的压迫，然后通过椎间植骨、钢板内固定增加颈椎的稳定性。目前，ACDF 已成为治疗颈椎间盘突出症的金标准。

（2）颈椎间盘置换术：人工颈椎间盘置换术（cervical artificial disc replacement，CADR）是一种治疗颈椎退变性疾病并且能够改善患者的临床症状和保留节段性活动度的一种非融合技术。相较于融合术，CADR 能较好地维持手术节段及上、下相邻间隙的运动特征，同时可以预防相邻节段退变的发生，但手术指征较融合术严格。

（3）颈后路减压术：适用于侧方型颈椎间盘突出症或多节段受累、伴椎管狭窄或后纵韧带骨化者。对于单纯外侧型椎间盘突出可采用半椎板及部分关节突切除术，通过减压孔摘除压迫神经根的椎间盘组织。若伴有椎管狭窄或后纵韧带骨化，则可采用全椎板减压术，同时行侧块或椎弓根螺钉固定术。

（4）微创手术：目前，颈椎间盘突出症的微创治疗技术不断发展，具有损伤小、恢复快的优势，逐渐成为颈椎间盘突出症治疗的发展方向。其主要包括经皮颈椎间盘激光减压术、经皮射频热凝椎间盘减压术、低温等离子髓核消融术和经皮内镜下颈椎间盘突出髓核摘除术等。

五、预防与康复

日常训练及比赛要注意姿势，避免长时间低头，良好的姿势能减少劳累，减缓椎间盘退变的发生。同时要遵守各项运动的训练和比赛程序，尽可能避免颈部外伤的发生。注意保暖，避免颈部受寒引起肌肉痉挛，使局部缺血缺氧，诱发各类颈椎疾病，加速颈椎间盘退变。选择能支撑颈椎的生理曲线，并保持颈椎平直的枕头。

无论采取手术治疗还是非手术治疗，都应该进行系统的康复训练，减少颈椎活动，避免快速地活动颈椎，必要时用颈托保护。颈椎康复训练操，可以帮助重建椎管内外生物力学的平衡体系，增强和保护颈椎的稳固机制，改善颈部周围血液循环及肌肉痉挛，减轻颈神经根的刺激和压迫，恢复其功能。

六、研究进展

近年来，脊柱微创技术蓬勃发展，颈椎间盘突出症的微创治疗越来越受到关注，其手术指征也在不断扩大。颈后路手术中，利用单通道脊柱内镜、单侧双通道内镜技术（unilateral biportal endoscopic technique, UBE）、通道辅助显微镜结合锁孔（key-hole）技术、Lamina-hole 技术和 Trench 技术来治疗各类颈椎间盘突出症。近来又有学者应用内镜下前路经椎体椎管减压术治疗游离移位型颈椎间盘突出，并将自体骨回植修复骨通道，明显加快了骨通道的愈合速度。全内镜器械的持续发展，各种颈椎全内镜微创技术正在取得快速发展，适应证将不断扩大。

第二节　腰椎间盘突出症

腰椎间盘突出症是临床常见病和多发病之一。主因是腰椎间盘各部分出现不同程度的退行性变，在外力因素的作用下，椎间盘的纤维环破裂，髓核组织从破裂之处突出（或脱出）于后方或椎管内，导致相邻脊神经根遭受刺激或压迫，从而产生腰部疼痛，以及一侧或双下肢麻木、疼痛等一系列临床症状。本病多发于 20～40 岁人群，男性多于女性。

一、解剖概要

脊柱是由椎间盘、关节突关节、前后纵韧带、黄韧带、棘上韧带、棘间韧带、横突间韧带等将脊椎连接而成。以上任何结构的损伤均可破坏脊柱的稳定性及平衡，从而产生各种症状。椎间盘则是由上、下软骨终板，中心的髓核及四周的纤维环构成的。

1. 软骨终板

软骨终板由透明软骨构成，覆盖于椎体上下面骺环中间的骨面，平均厚 1mm，有许多微孔。成年人软骨终板无血管及神经组织，损伤时不产生疼痛，也不能自行修复。软骨终板与纤维环一起将胶状髓核密封。

2. 纤维环

纤维环由含纤维胶原束的纤维软骨构成，位于髓核的四周，其周边部纤维附着在上下椎板的骺环。

3. 髓核

髓核是一种弹性胶状物质，为纤维环和软骨板所包绕。成年人髓核位于腰椎间盘偏后，脊柱的运动轴通过此部，其弹性作用似弹簧，可减少脊髓及头部震荡。不同年龄的髓核水分含量有所变化，出生时占 90%，18 岁时占 80%，70 岁时占 70%。此外，压力增高时髓核中水分外渗含量减少，压力解除后水分又可再进入。椎间盘退变后含水量减少，其弹性和张力减退，抗负荷能力降低，易受损伤。

二、病因与损伤机制

在椎间盘发生退行性变的基础上，当腰椎间盘突然或连续受到不平衡外力作用时，均可能使纤维环破裂，导致髓核发生突出。随着年龄的增长，椎间盘组织水分减少而失去弹性、椎间隙变窄、周围韧带松弛等一系列退行性改变是造成椎间盘纤维环容易破裂的内因。急性或慢性损伤为发生椎间盘突出的外因。常见的原因是在姿势不当或准备欠充分的情况下搬动或抬举重物，或长时间弯腰后猛然伸腰等；常见损伤多见于举重、跨栏、投掷、体操和艺术体操运动员。

椎间盘突出后对其附近的神经及组织形成压迫与刺激，引起局部充血、水肿等无菌性炎症，进而形成粘连或神经变性，导致出现腰腿疼痛、麻木、酸胀等临床症状。

三、临床表现与诊断

1. 临床表现

（1）腰痛：多数患者有数周或数月的腰痛史，或有反复腰痛发作史。严重者可影响翻身和坐立。一般休息后症状减轻，咳嗽、打喷嚏或大便等腹压增加时可致疼痛加剧。发生腰痛的原因是椎间盘突出刺激了外层纤维环及后纵韧带中的窦椎神经纤维。

（2）坐骨神经痛：由于 95% 左右的椎间盘突出发生在腰 4/5 及腰 5/ 骶 1 间隙，故多伴有坐骨神经痛。坐骨神经痛多为逐渐发生，疼痛为放射性，由臀部、大腿后外侧到小腿外侧，有的可发展到足跟部或足底，影响站立和行走。

（3）马尾综合征：中央型腰椎间盘突出可压迫马尾神经，出现大小便障碍，鞍区感觉异常。

2. 体征

（1）腰椎侧凸：是一种为减轻疼痛的姿势性代偿畸形，具有辅助诊断价值。如髓核突出在神经根的肩部，上身向健侧弯曲，腰椎凸向患侧可松弛受压的神经根；当突出的髓核在神经根腋部时，上身向患侧弯曲，腰椎凸向健侧可缓解疼痛。

（2）腰部活动受限：几乎所有患者都有不同程度的腰部活动受限，且前屈时受限明显，是由于前屈位时进一步促使髓核向后移位并增加对受压神经根的牵张之故。

（3）压痛及骶棘肌痉挛：大多数患者在病变间隙的棘突间有压痛，按压椎旁 1cm 处有沿坐骨神经的放射痛。约 1/3 的患者有腰部骶棘肌痉挛，使腰部固定于强迫体位。

（4）直腿抬高试验及加强试验：患者仰卧，伸膝，被动抬高患肢，正常人神经根有4mm的滑动度，下肢抬高到60°～70°始感腘窝不适，本症患者神经根受压或粘连使滑动度减少或消失，抬高在60°以内即可出现坐骨神经痛，称为直腿抬高试验阳性（图5-8）。在直腿抬高试验阳性时，缓慢降低患肢高度，待放射痛消失，再被动背屈踝关节以牵拉坐骨神经，如又出现放射痛，称为加强试验阳性。

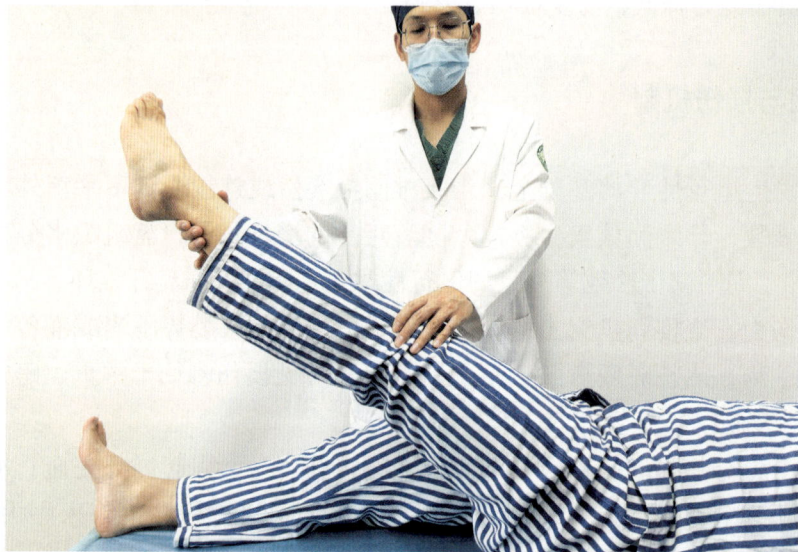

图5-8　直腿抬高试验

（5）神经系统表现：①感觉异常：多数患者有感觉异常，腰5神经根受累者，小腿外侧和足背痛、触觉减退；骶1神经根受压时，外踝附近及足外侧痛、触觉减退。②肌力下降：若神经受压严重或时间较长，患者可有肌力下降。腰5神经根受累时，足踇趾背伸肌力下降；骶1神经根受累时，足跖屈肌力减弱。③反射异常：根据受累神经不同，病人常出现相应的反射异常。踝反射减弱或消失表示骶1神经根受累；骶3～骶5马尾神经受压，则为肛门括约肌肌张力下降及肛门反射减弱或消失。

3.影像学检查

（1）X线检查：通常作为常规检查项目。一般拍摄腰椎正、侧位片，若怀疑脊椎不稳可以加照屈、伸动力位片和双斜位片。在腰椎间盘突出症患者，腰椎平片的表现可以完全正常，但很多病人也会有一些阳性发现。在正位片上可见腰椎侧弯，在侧位片上可见生理前凸减少或消失，椎间隙狭窄。在平片上还可以看到纤维环钙化、骨质增生、关节突肥大、硬化等退变表现。

（2）CT检查：能更好地显示脊柱骨性结构的细节。腰椎间盘突出症在CT上的表现有椎间盘后缘变形突出、硬脊膜囊受压变形、硬膜外脂肪移位、硬膜外间隙中软组织密度影及神经根鞘受压移位等。CT还能观察椎间小关节和黄韧带情况。

（3）MRI检查：能清楚地显示人体解剖结构图像，对于腰椎间盘突出的诊断有极大帮助。MRI检查可以全面地观察各椎间盘退变情况，也可以了解髓核突出的程度和位置，并鉴别是否存在椎管内其他占位性病变。

4. 分类

腰椎间盘突出症的分型方法较多，各有其根据及侧重面。根据其突出程度及影像学特征，结合治疗方法可做如下分型。

（1）膨出型：纤维环有部分破裂，但表层完整，此时髓核因压力向椎管内局限性隆起，但表面光滑。这一类型采取保守治疗大多可缓解或治愈。

（2）突出型：纤维环完全破裂，髓核向椎管，但后纵韧带仍然完整。此型常需手术治疗。

（3）脱出型：髓核穿破后纵韧带，形同菜花状，但其根部仍然在椎间隙内。此型需手术治疗。

（4）游离型：大块髓核组织穿破纤维环和后纵韧带，完全突入椎管，与原间盘脱离。此型需手术治疗。

（5）Schmorl 结节及经骨突出型：前者指髓核经上下软骨板的发育性或后天性裂隙突入椎体松质骨内；后者是髓核沿椎体软骨终板和椎体之间的血管通道向前纵韧带方向突出，形成椎体前缘的游骨块。这两型临床上无神经症状，无需手术治疗。

5. 鉴别诊断

（1）腰肌劳损：中年人多发，与长期保持一种劳动姿势有关。无明显诱因的慢性疼痛为主要症状，腰痛为酸胀痛，休息后可缓解。在疼痛区有固定的压痛点，在压痛点进行叩击，疼痛反而减轻。直腿抬高试验阴性，下肢无神经受累表现。痛点局部封闭有良好的效果。

（2）第三腰椎横突综合征：主要表现为腰痛，少数可沿骶棘肌向下放射。检查见骶棘肌痉挛，第三腰椎横突尖压痛，无神经受累体征。局部封闭有很好的近期疗效。

（3）梨状肌综合征：坐骨神经从梨状肌下缘或穿梨状肌下行，如梨状肌因外伤、先天异常或炎症而增生、肥大、粘连，均可在收缩过程中刺激或压迫坐骨神经而出现症状。病人主要表现为臀部和下肢疼痛，症状出现和加重常与活动有关，休息可明显缓解。查体可见臀肌萎缩，臀部深压痛及直腿抬高试验阳性，但神经定位体征多不明确。髋关节外展、外旋位抗阻力时，可诱发症状。

（4）腰椎管狭窄症：椎管狭窄症是指多种原因所致椎管、神经根管、椎间孔的狭窄，并使相应部位的脊髓、马尾神经或神经根受压的病变。临床上以下腰痛、马尾神经或腰神经受压症状为主要表现，以神经源性间歇性跛行为主要特点。主诉症状多而阳性体征少。结合 CT 和 MRI 检查可明确诊断。

（5）腰椎滑脱与椎弓峡部裂：表现为下腰痛，滑脱较重时可发生神经根症状，且常诱发椎间盘退变、突出。腰骶部侧位片可以了解滑脱的程度，斜位片可以了解有无峡部裂。MRI 检查可明确脊髓和神经受压情况。

（6）腰椎结核：有结核病史或接触史。常有午后低热、乏力等全身中毒症状，血沉快。X 线片上有明显的骨破坏，受累的椎体间隙变窄，病灶旁有寒性脓肿阴影。

（7）脊柱肿瘤：病人腰痛呈进行性加重，平卧不能减轻。恶性肿瘤有贫血和恶病质，血沉快，碱性或酸性磷酸酶升高。X 线检查显示骨破坏，CT 和 MRI 检查均可与椎间盘突出相鉴别。

四、治疗

1. 保守治疗

多数患者经保守治疗后可缓解或治愈。保守治疗的主要目的是减轻椎间盘突出部分和受刺激神经根的炎性水肿，减少或解除对神经根的压迫。

（1）绝对卧床休息：严格卧床 2～3 周后可佩戴腰托起床活动。

（2）非甾体类抗炎药：如双氯芬酸、塞来昔布等镇痛效果明显，但不能长期服用，尤其对于肝肾疾病、高血压、糖尿病的患者更要注意禁忌证。严重患者可使用类固醇类药物，辅以脱水剂，以消除神经根水肿。

（3）腰椎牵引：可使椎间隙略微增宽，减少椎间盘内压，扩大椎管容量，减轻对神经根的刺激或压迫。孕妇、高血压和心脏病患者禁用。

（4）局部药物封闭：可行神经根封闭、椎管内封闭、骶管内封闭等治疗。

（5）外用药物：药膏、热敷、中药外敷、药物加红外线导入、药物加离子导入、药物熏蒸等方法可减轻腰椎间盘突出引起的神经疼痛。

（6）其他治疗：可采用按摩推拿、牵引、红外线照射、针灸、火罐、电针、中频电疗、磁疗等方法治疗，建议几种方法联合使用以助提高疗效。

2. 手术治疗

（1）适应证：①保守治疗无效或反复发作，症状逐渐加重影响工作和生活者。②有明显的神经受累表现。③中央型突出有马尾神经综合征、括约肌功能障碍者。④合并明显的腰椎椎管狭窄者。

（2）手术方式：包括开放性手术、微创手术、腰椎融合术三类。开放性手术包括后路腰椎突出椎间盘组织摘除术和腹膜后入路椎间盘切除术，针对单纯椎间盘摘除患者。微创手术包括经皮穿刺介入手术、显微腰椎间盘切除术、显微内镜腰椎间盘切除术、经皮内镜腰椎间盘切除术。

目前，经皮内镜腰椎间盘切除术是治疗腰椎间盘突出症的安全、有效的微创术式。临床常见的术式是单通道椎间孔镜技术和单侧双通道内镜技术。

腰椎融合术适用于腰椎间盘突出症伴明显的慢性轴性腰背痛，巨大椎间盘突出、腰椎不稳；复发性腰椎间盘突出，尤其是合并畸形、腰椎不稳或慢性腰背痛的情况。

五、预防与康复

由于腰椎间盘突出症大多是在退行性变基础上受到慢性劳损所致，而慢性劳损又是加速退变的重要因素，所以避免慢性劳损非常重要。由于运动员是一类特殊人群，每天进行大运动量的训练，这就要求在治疗的基础上，加强平时的预防工作，预防重点在于骨骼受到超负荷的外力作用时，防止关节整体或局部的自然平衡受到破坏，即关节的扭错挤压伤。为了防止这种平衡被破坏，平时训练就得提高训练的科学化程度，加强肌肉力量练习，特别是小肌群和核心力量的训练。核心力量训练是提高核心稳定性的途径，主要作用是稳定运动员的骨盆和脊柱，保持正确的身体姿势，提高身体的平衡性和控制力。通过核心力量训练可达到预防腰椎不稳、增强关节稳定性的目的，从而提高机体抗负荷的能力。此类练习有很多，如仰卧挺髋、仰桥、单臂俯撑控腹、腿臂交叉两头起、俯卧背伸等。另外，运动员要提高神经支配能力，使肌肉预先调动，动用肌肉组织的能量吸收能力，保持人体各关节适度的"刚性"，包括踝关节跖屈和膝关节屈曲的协调配合，从而减轻对腰部的挤压负荷。

六、研究进展

一般认为只有很少的腰椎间盘突出症患者需要进行手术干预，所以非手术治疗是治疗腰椎间盘突出症的首选。在临床上，越来越多的腰椎间盘突出症患者开始尝试接受中医药治疗和中西医结合治疗。特别是对于年龄较大、惧怕手术，或者身体状况不能耐受手术的患者，可以首先考虑中医药治疗。中医非手术治疗可促进突出的髓核的吸收，有效改善腰椎功能，促进患者康复。中医药治疗手段丰富，有各自的适应证。我们可以根据患者的病情，选择最佳治疗办法，从而达到最佳临床疗效。虽然运用中医药治疗腰椎间盘突出症具有广阔的前景，但是临床上尚未形成统一的标准，导致运用中医药疗法尚不普遍。今后应不断加强中医药治疗腰椎间盘突出症的临床及基础研究，全面深入研究中医药治疗腰椎间盘突出症的机制，使其在临床上得到更好的推广运用。

第三节　腰椎滑脱

腰椎滑脱是由于先天性发育不良、创伤、劳损等原因造成相邻椎体骨性连接异常而发生的上位椎体与下位椎体部分或全部滑移，表现为腰骶部疼痛、坐骨神经受累、间歇性跛行等症状的疾病。临床上以椎弓峡部裂性和退变性多见。先天性椎弓崩裂滑脱发病率为6%～7%，约一半可发生滑脱，发病年龄多在4岁以后，以12～16岁发病率最高。

一、解剖概要

腰椎有5个，椎体高大，前高后低，呈肾形。椎孔大，呈三角形，大于胸椎，小于颈椎。关节突呈矢状位，上关节突的关节面凹，向后内侧，下关节突的关节面凸，向前外侧。上关节的外侧有一乳突，棘突为四方形的骨板，水平地突向后。横突短而薄，伸向后外方，根部的后下侧有一小结节，称为副突，在发生过程中横突与肋同源，副突应为真正的横突。第1～第3腰椎的横突逐渐增长，以第3腰椎的横突最长，第4、5腰椎的横突则逐渐变短。第5腰椎的椎体特别大，椎体前面特别高，当第5腰椎与骶骨相接时，构成向前凸的岬。

二、病因与损伤机制

腰椎滑脱的发病率在不同地区有所区别，可能与种族、基因遗传有关。先天性滑脱出生就存在，可见于儿童、少年、青年人。创伤、病理及医源性滑脱可见于任何年龄人群。退行性腰椎滑脱发病年龄以 20 ～ 50 岁较多，占 85%，男性明显多于女性，男女之比为 29：1。腰椎滑脱最常见的部位是 L4 ～ L5 及 L5 ～ S1，其中腰 5 椎体发生率为 82% ～ 90%。

脊柱在任一运动节段上均存在剪切力，在腰骶部由于椎间隙是倾斜的，所以剪切力尤为明显。因此，上一椎体对下一椎体有向前滑移、旋转的趋势。在生理重量负荷下，腰椎保持相互间的正常位置关系有赖于关节突关节、完整椎间盘的纤维环、周围韧带、背伸肌收缩力量和正常的脊柱力线。任何一种或数种抗剪切力机制的减弱或丧失均将导致腰骶部不稳，久之产生滑脱。腰椎滑脱的诱因包括搬运重物、体育训练（举重、足球运动等）、外伤、磨损以及撕裂。

三、临床表现与诊断

1. 临床表现

腰椎滑脱所引起的临床症状有很大的变异性，并非所有的滑脱都有临床症状，且不同的患者临床症状的表现及轻重也可不一。这除了与脊柱周围结构的代偿能力有关外，还取决于继发损害的程度，如关节突增生、椎管狭窄、马尾及神经根的受压情况等。主要症状和体征包括以下几方面。

（1）腰骶部疼痛：多表现为钝痛，极少数患者可发生严重的尾骨疼痛。疼痛可在劳累后出现，或于一次扭伤之后持续存在。站立、弯腰时加重，卧床休息后减轻或消失。

（2）坐骨神经受累：表现为下肢放射痛和麻木，这是由于峡部断裂处的纤维结缔组织或增生骨痂可压迫神经根，滑脱时神经根受牵拉；直腿抬高试验多为阳性。

（3）间歇性跛行：若神经受压或合并腰椎管狭窄则常出现间歇性跛行症状。

（4）马尾神经受牵拉或受压迫症状：滑脱严重时，马尾神经受累可出现下肢乏力、鞍区麻木及大小便功能障碍等症状。

（5）腰椎前凸增加，臀部后凸。滑脱较重的患者可能会出现腰部凹陷、腹部前凸，甚至躯干缩短，走路时出现摇摆。

（6）触诊：滑脱上一个棘突前移，腰后部有台阶感，棘突压痛。

2. 影像学检查

（1）前后位 X 线：不易显示峡部病变。通过仔细观察，可能发现在椎弓根阴影下有一密度减低的斜行或水平裂隙，多为双侧。滑脱明显的患者，滑脱的椎体倾斜，下缘模糊不清、密度较高，与两侧横突及骶椎阴影相重叠，称为 Brailsford 弓。滑脱腰椎的棘突可向上翘起，也可与下位椎体之棘突相抵触，并偏离中线。

（2）侧位 X 线：能清楚显示椎弓崩裂形态。裂隙于椎弓根后下方，在上关节突与下关节突之间，边缘常有硬化征象。侧位片可显示腰椎滑脱征象，并能测量滑脱分度。国内常用的是 Meyerding 分级，即将下位椎体上缘分为 4 等份，根据椎体相对下位椎体向前滑移的程度分为Ⅰ～Ⅳ度。Ⅰ度：椎体向前滑动不超过椎体中部矢状径的 1/4 者。Ⅱ度：椎体向前滑动超过椎体中部矢状径的 1/4，但不超过 1/2 者。Ⅲ度：椎体向前滑动超过椎体中部矢状径的 1/2，但不超过 3/4 者。Ⅳ度：椎体向前滑动超过椎体矢状径的 3/4 者。

（3）斜位 X 线：可清晰显示峡部病变。在椎弓崩裂时，峡部可出现一带状裂隙，称为苏格兰（Scotty）犬颈断裂征或长颈犬（Greyhound）征。其前下方常位于骶骨上关节突顶点上数毫米，偶尔可位于顶点的稍前方。

（4）动力位 X 线：可判断滑移的活动性，对判断有无腰椎不稳价值较高。腰椎不稳的 X 线诊断标准有过伸、过屈位片上向前或向后位移 >3mm 或终板角度变化 >15°。过屈时可使峡部分离，有助于诊断。

（5）腰椎 CT：腰椎滑脱的 CT 表现主要有：①双边征；②双管征；③椎间盘变形，即出现滑脱水平的纤维环变形，表现为前一椎体后下缘出现对称的软组织影，而下一椎体后下缘无椎间盘组织；④峡部裂隙出现在椎弓根下缘平面，走行方向不定，边缘呈锯齿状。三维 CT 或矢状面多幅重建可以明确椎间孔变化及滑脱程度。

（6）腰椎 MRI：MRI 检查可观察腰椎神经根受压情况及各椎间盘退变程度，有助于确定减压和融合范围。

3. 鉴别诊断

腰椎滑脱需要与各种可引起腰痛和下肢放射痛的疾病相鉴别，包括腰椎的急慢性损伤、炎症、肿瘤以及腰椎间盘突出症等，合并椎管狭窄时则主要应与闭塞性脉管炎及椎管内肿瘤等相鉴别。

（1）腰肌劳损：两者均可引起腰痛，需通过腰椎正侧位和双余位 X 线检查进行鉴别。

（2）腰椎间盘突出：单纯腰椎间盘突出和腰椎滑脱患者，均可出现坐骨神经痛，需通过体格检查鉴别。

（3）腰椎椎管狭窄：两者均可出现间歇性跛行，但腰椎滑脱患者可出现典型腰痛症状。需通过腰部体格检查、MRI、CT 检查进行鉴别。

（4）闭塞性脉管炎：好发于青壮年男性，主要与抽烟，寒冷、潮湿的生活环境有关，症状以下肢麻木、苍白、畏冷为主，可有静息痛或间歇性跛行、患肢远侧动脉搏动减弱或消失。动脉造影可明确部位、程度、范围及侧支建立情况。

（5）椎管内肿瘤：临床表现如根性痛、感觉障碍、运动及反射异常、自主神经功能障碍（主要是膀胱和直肠功能障碍），CT 扫描可见病变部位椎管扩大、椎体后缘受压破坏、椎管内软组织填充，MRI 检查可清晰显示肿瘤、脑脊液及神经组织。

四、治疗

患者腰椎滑脱的程度与症状的严重程度之间没有必然的联系，腰椎周围的韧带、肌肉等软组织结构异常才是引起症状的根本原因。治疗目的是缓解症状，稳定脊椎。多数患者可采用保守方案治疗。滑脱程度严重或症状长期无法缓解者，需要接受手术治疗。

1. 保守治疗

保守治疗为非手术治疗，适用于病史短、症状轻、无明显滑脱的患者，单纯峡部裂患者及年龄大、体质差不能耐受手术的患者。主要包括休息理疗、腰背肌锻炼、腰围或支具、内服或外用药物、针灸治疗、手法治疗。

（1）腰背肌锻炼：以腰部伸肌、腹肌训练为主要目的的各类功法操，如飞燕、仰卧起坐、屈髋抱膝滚床法等。

（2）药物治疗：①非甾体类抗炎药，如对乙酰氨基酚、布洛芬、萘普生等。②营养神经药物适用于有腰痛、放射痛和麻木的患者，常用药物如甲钴胺等。

（3）手法治疗：可以解除患者肌肉痉挛疼痛，促进局部水肿和无菌性炎症的吸收，但使用手法整复滑脱应严格掌握手法的适应证和禁忌证。常见的手法包括拉腿压腘推骶法、压髋膝托骶法、仰卧冲压法和俯卧冲压法等。

（4）中药治疗：

①风寒湿阻证：腰腿酸胀重着，时轻时重，拘急不舒，遇冷加重，得热痛缓。舌淡苔白滑，脉沉紧。治宜祛风散寒，祛湿通络，方用肾着汤加减。

②血瘀气滞证：腰腿痛如刺，痛有定处，日轻夜重，腰部板硬，俯仰旋转受限，痛处拒按。舌质暗紫，或有瘀斑，脉弦紧或涩。治宜活血行气，通络止痛，方用桃红四物汤加减。

③肝肾亏虚证：腰酸痛，腿膝乏力，劳累更甚，卧则减轻。偏阳虚者面色㿠白，手足不温，少气懒言，腰腿发凉，或有阳痿、早泄，妇女带下清稀，舌质淡，脉沉细。偏阴虚者，咽干口渴，面色潮红，倦怠乏力，心烦失眠，多梦或有遗精，妇女带下色黄味臭，舌红少苔，脉弦细数。治宜补益肝肾，通络止痛，方用肾气丸加减。

（5）针灸治疗：针刺以局部取穴为主，远部取穴为辅，可选用运动针灸、平衡针、腹针、头针、手针、火针、铍针等特色针刺疗法。灸法除湿热痹阻证型以外，其他各证型均可采用直接灸、艾条灸、热敏灸、雷火灸等。

（6）中医外治法：包括火罐、中医定向药物透入等。选取补肾活血、舒筋活络类中草药进行局部治疗。

2. 手术治疗

（1）神经减压术：主要目的是充分让神经根减压，可通过单侧或双侧椎板开窗减压，如果椎板切除不可避免，则必须附加脊柱融合术。

（2）腰椎滑脱融合术：长期的稳定性有赖于坚强的生物性融合。按手术入路不同椎间融合又可分为前路椎间融合与后路椎间融合、经椎间孔椎间融合。目前以经椎间孔入路腰椎椎体间融合术为主流手术。

（3）腰椎滑脱复位术：目前主流观点认为，恢复滑脱可以重建正常的腰椎及神经根的解剖位置；但不主张扩大手术强行完全解剖复位，因为强行复位不仅难以完全复位，而且会破坏已适应的解剖关系，易导致术后神经根紧张、神经牵拉损伤等并发症。

（4）腰椎滑脱内固定术：主要目的是稳定脊柱。椎弓根螺钉内固定系统在临床上运用较为普及，其优点为短节段脊柱融合。

（5）峡部关节直接修复术：即进行峡部重建或者峡部直接修补。方法有螺钉固定、椎板钩等。适用于年轻患者。

五、预防与康复

预防腰椎滑脱从日常生活做起。

（1）加强腰背肌肉的功能锻炼：腰背肌肉的强劲可增加腰椎的稳定性，拮抗腰椎滑脱的趋势。腰背肌肉的锻炼可用下列两种方法：其一是俯卧位，两上肢呈外展状，抬头，抬胸，上肢离开床面，同时双下肢亦伸直向后抬起呈飞燕状。其二是仰卧位，两膝屈曲，双足踩于床面，吸气时挺胸挺腰，使臀部离开床面，呼气复原。

（2）限制活动：减少腰部过度旋转、蹲起等活动，减少腰部过度负重。这样可减少腰椎小关节的过度劳损、退变，在一定程度上避免退行性腰椎滑脱的发生。

（3）减轻体重，尤其是减少腹部脂肪堆积。体重过重增加了腰椎的负担及劳损，特别是腹部脂肪堆积增加了腰椎在骶骨上向前滑脱的趋势。

六、研究进展

随着现代医疗水平的不断提高，人们对于治疗腰椎滑脱有了更加深入的研究，但对于腰椎滑脱症患者的最佳治疗策略仍存在争议。目前，对于腰椎滑脱症手术的方案大体可以分为两大类：仅减压和减压融合。减压融合治疗方案主要有 4 种，分别是后路腰椎椎体间融合术（posterior lumbar interbody fusion, PLIF）、经椎间孔入路腰椎椎体间融合术（transforaminal lumbar interbody fusion, TLIF）、前路腰椎椎体间融合术（anterior lumbar interbody fusion, ALIF）以及斜外侧入路腰椎椎体间融合术（oblique lumber interbody fusion, OLIF）。另外，还有学者提出了极外侧入路腰椎椎体间融合术（extreme lateral interbody fusion, XLIF）和 360° 环形融合术，通过前方的椎间融合器以及后方的经皮钉行 360° 融合。由于该手术创伤大、时间长，目前该术式主要应用于重度腰椎滑脱且脊柱-骨盆失衡病例的治疗。腰椎滑脱症临床治疗的手术方案具有多样性，但无论是对于 PLIF、TLIF、ALIF、XLIF，还是对于近些年才逐渐发展起来的更加微创的 OLIF，其手术核心都是减压、固定、融合，治疗原则为减轻患者症状，恢复滑脱腰椎的稳定性，同时并发症少。随着技术的发展和人们观念的改变，以最小的代价获得最大的临床效果是治疗技术不断革新的动力。

第四节　急性腰扭伤

在各类激烈的竞技体育运动当中，急性腰扭伤的发生极为常见。急性腰扭伤主要是由于外力过度牵拉或腰部姿势的突然改变而导致腰部肌肉及筋膜的拉伤、韧带的撕裂和关节的扭伤，也属于"下腰痛"的范畴。急性腰扭伤发生后，若早期得到正确治疗，一般多能痊愈；但若失治、误治，可使腰痛迁延而转成慢性。

一、解剖概要

急性腰扭伤的发生与竖脊肌及其周围的腰背筋膜损伤关系密切。竖脊肌为脊柱后方的长肌，下起骶骨背面，上达枕骨后方，填于棘突与肋角之间的沟内，腰背筋膜则为包绕竖脊肌的厚筋膜。腰背筋膜对竖脊肌起着强有力的保护和支持作用。与急性腰扭伤密切相关的两条韧带是棘上韧带和棘间韧带。棘间韧带连接相邻棘突，附着于棘突根部到棘突尖，前缘接黄韧带，后方移行部分则为棘上韧带。关节突关节是由上位椎骨的下关节突关节面与下位椎骨的上关节突关节面构成的关节，左右各一，腰骶关节由腰 5 椎体及其两侧下关节突与骶骨及其两侧上关节突关节面构成，骶髂关节由髂骨的耳状面与骶骨的耳状面构成。这些关节的损伤易引起急性腰扭伤。

二、病因与损伤机制

急性腰扭伤多因突然遭受外来间接暴力所致，多见于青壮年、运动员、体力劳动者。其最常见的损伤原因主要包括腰部肌肉及筋膜的拉伤、韧带的撕裂和关节扭伤，近 90% 发生于腰骶部和骶髂关节。

致伤的原因较多，常见的有以下几种。

1. 姿势不良及相互配合不当

各项运动均有其十分科学的训练程序，教练及运动员按程序操作，可大大降低腰扭伤的发生率。两人以上共同参加的劳动或体育运动项目比赛中，如其中一方动作不协调，则由于重力的偏移使得肌肉韧带瞬间受到强大的应力而导致部分肌肉韧带断裂，重者产生脊柱附件骨折或小关节错位，尤其是在精神和体力准备不足的情况下更易发生。

2. 外力撞击

外力直接作用于背部使腰部前屈，或腰部直接受外力挫伤，均可造成腰部肌肉、筋膜、韧带的损伤。此种损伤常较严重，多合并有骨折、脱位或神经损伤。

3. 腰部活动准备不足

无论是体力劳动还是各项竞技活动，在正式开始前未能对脊柱及四肢进行由慢到快、由小幅度到大幅度的准备活动，突然开始加重脊柱负载量，易引起扭伤及肌肉、筋膜、韧带撕裂，严重者甚至可发生骨折（以横突骨折多见），特别是在平日无暇体力劳动及体育锻炼者。

急性腰扭伤后腰部软组织内的细小血管因扭伤牵拉撕裂而渗血，产生局部充血、水肿等炎性反应并引起疼痛，可造成腰部肌肉持续性痉挛和阵发性加剧，使得腰部活动明显受限。

三、临床表现与诊断

1.临床表现

腰扭伤一般是腰部一侧或双侧剧烈疼痛，腰部活动、咳嗽、打喷嚏，甚至深呼吸时均可使疼痛加剧。轻者伤时稍感疼痛，数小时后或次日症状加重。严重者腰部呈撕裂样疼痛，不能坐立行走，疼痛有时可牵涉至一侧或两侧臀部及大腿后侧。腰肌呈紧张状态，常见一侧肌肉高于另一侧。有时可见脊柱腰段生理性前屈消失，甚至出现侧屈。

2.体征

（1）压痛点：扭伤早期，绝大多数患者有明显的压痛点，其痛点均较固定，并与肌肉撕裂的部位相一致，以髂后上棘及胸腰段棘突旁为多见，亦可见于椎旁横突处。压痛点明显、局限，有时可从此痛点向大腿后部放射，并随腹压增加而加剧。

（2）肌痉挛：主要发生于竖脊肌和臀大肌，受损肌肉由于疼痛及其他各种病理因素而发生反射性痉挛，用手触摸呈条索状，多因疼痛刺激所引起。

（3）脊柱生理性曲度的改变：疼痛可引起肌肉痉挛，不对称的肌痉挛引起脊柱生理性曲度的改变。患侧肌纤维痉挛可使患者胸腰段及腰椎前凸消失，并呈现向患侧屈曲的被迫体位。这实际上是机体的防御性反射，以保护患侧肌群免受拉应力。

（4）特殊检查：直腿抬高试验可呈阳性，拾物试验呈阳性（图5-9）。

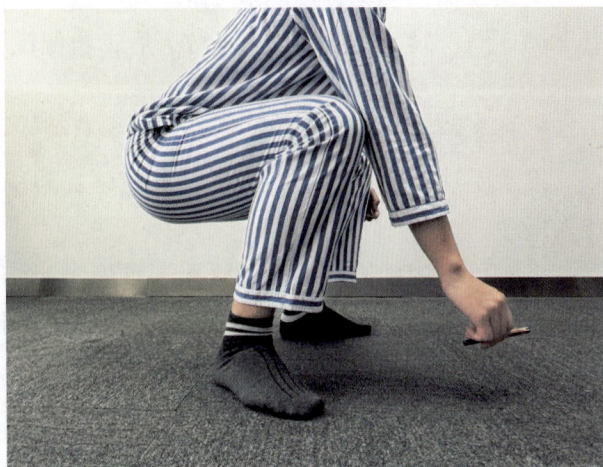

图5-9　拾物试验

3.辅助检查

X线检查示一般无明显病理性改变，有时可有脊柱腰段生理性前突消失或有轻度侧屈。MRI检查可显示肌肉、筋膜组织的受损范围及程度，必要时可选用。CT检查仅用于伴有骨关节损伤者。

4.分类

常见的损伤类型有以下几种：

（1）腰肌拉伤：局部肿胀、压痛，不能弯腰。

（2）棘间/棘上韧带损伤：局部压痛，不能弯腰。

（3）小关节扭伤或小关节滑膜嵌顿及轻度绞锁：多因小的腰部动作偶然导致，疼痛位置较深，腰突然不能活动，伸腰痛尤重。小关节的嵌顿和绞锁往往经推拿可缓解。

5. 鉴别诊断

急性腰扭伤与其他腰腿痛的区别在于，其有一个明确的扭伤史。本病需与梨状肌综合征、腰三横突综合征、臀上皮神经卡压综合征、胸腰椎压缩性骨折、椎体横突骨折、腰椎间盘突出症等进行鉴别。一般通过急性扭伤病史，同时结合查体及影像学表现，可诊断急性腰扭伤。

四、治疗

急性腰扭伤的治疗包括促进局部血液循环、消除创伤代谢产物淤积、促进创伤组织修复和锻炼。

1. 制动休息

局部制动是创伤组织修复的基本条件，腰背部肌腹或附着点处的撕裂范围一般较大，因此更需要局部制动，以有利于损伤组织获得正常愈合。严重损伤者，应嘱其绝对卧床休息 2～3 周；病情较轻者，休息数天后，再佩戴胸背支架或简易腰围起床活动即可。

2. 推拿手法

推拿手法及各种促使腰部活动的疗法，对早期及损伤严重者不适用，以免延长病程或转入慢性。

一般可采用揉按法、推理腰肌、拿捏腰肌、扳腿按腰、揉摸舒筋、反背抖动松筋复位法等手法进行推拿治疗，主要起到使患部气血流畅、筋络舒展的作用。

2. 针灸疗法

选用肾俞、华佗夹脊、腰阳关、委中、次髎、命门、志室、大肠俞、足三里、阳陵泉、三阴交、后溪、人中、腰痛穴等穴位针刺。伴有腿痛者配以环跳、秩边、承山等穴；若受寒时痛势加剧，则在针刺后加艾灸，或应用温针灸法治疗。梅花针联合火罐的疗法也在临床广泛应用，先用梅花针叩击压痛点，再拔火罐，留罐 10～15 分钟，起罐后可在局部外敷消炎止痛膏。

3. 封闭治疗

封闭治疗对急性疼痛的止痛作用能取得立竿见影的效果。一般将一定浓度和剂量的激素类药物（泼尼松龙、曲安奈德、倍他米松等）和麻醉药物（普鲁卡因、利多卡因等）混合，注射到腰背部的压痛点。

4. 针刀治疗

急性腰扭伤一般不首选针刀治疗，盲目用针刀在压痛点松解，可能会加重局部损伤而使症状加剧。但腰扭伤导致腰部一侧肌肉痉挛，筋膜及肌纤维紧张，局部组织水肿膨胀压迫周围血管、神经引起症状的，可使用针刀对肌肉筋膜起止点或局部痛点松解治疗，疗效较佳。

5. 中药治疗

初期，宜活血化瘀、消炎止痛，可选用顺气活血汤、身痛逐瘀汤、活血止痛汤或舒筋活血汤等，外敷消瘀止痛膏或速效跌打膏。

中后期，治宜补益肝肾、强壮筋骨，可选用补肾壮筋汤、健步虎潜丸、右归饮、左归饮等。兼有寒湿痹痛者，治宜舒筋活络、祛湿散寒，可选用羌活汤、独活寄生汤等。外敷青鹏软膏或麝香风湿油。

6. 物理疗法

急性腰扭伤的恢复期，往往可以辅以物理疗法，如：超短波、微波或高频电疗法；干扰电、间动电或其他脉冲电疗法；红外线、蜡疗等温热疗法；中药离子穴位导入疗法等。物理疗法可改善血液循环、消炎止痛，促进损伤组织的修复。

五、预防与康复

急性腰扭伤的预防主要包括以下两方面，一是预防发病，二是避免由急性扭伤逐渐演变为慢性腰背痛或慢性腰部劳损。

任何一项运动项目均有其合乎解剖和生理要求的训练要领，必须遵循该要领进行训练，凡是涉及腰部肌肉力量的运动，应做好腰部的准备活动，切勿因自行其是而引起损伤。

急性腰扭伤需及时、彻底地进行治疗，以保证腰肌损伤的完全康复。平时加强体育锻炼，特别要注重腰背肌的锻炼，经常做挺胸、挺腰等运动。腰部功能锻炼，是防止脊柱损伤后形成慢性疼痛和增强脊柱稳定性的一种方便、安全、有效的方法，应及早开始，且要持续半年以上。如有韧带断裂者，应在韧带愈合后再行腰背肌锻炼。

六、研究进展

近年来中医药领域关于急性腰扭伤的诊疗取得了较大的进步。随着基础研究的深入，以及对推拿和针刺治疗急性腰扭伤机理的进一步研究，提出了下病上治、通调经脉、刺激阳性反应点等论点。除了传统的针灸疗法，耳穴、浮针、全息、穴平衡针、火龙罐、热敏灸等特殊疗法也取得良好疗效。在临床研究中，也纳入了更多的指标，如 Bathel 指数、关节活动度评分（Range of Motion，ROM）、日本骨科协会评分（Japanese Orthopaedic Association Score，JOA），也有采用检验指标（如血液流变、血清炎性因子等）来进行分析。

参考文献

［1］Mobbs RJ, Phan K, Malham G, et al. Lumbar interbody fusion: techniques, indications and comparison of interbody fusion options including PLIF, TLIF, MI–TLIF, OLIF/ATP, LLIF and ALIF[J]. Journal of Spine Surgery (Hong Kong),2015,1(1):2–18.

［2］陈孝平,张英泽,兰平.外科学[M].10版.北京:人民卫生出版社,2025.

［3］陈仲强,刘忠军,党耕町.脊柱外科学[M].北京:人民卫生出版社,2013.

［4］褚立希.运动医学[M].北京:人民卫生出版社,2012.

［5］崔慧先,李瑞锡.局部解剖学[M].9版.北京:人民卫生出版社,2018.

［6］戴红.人体运动学[M].北京:人民卫生出版社,2008.

［7］方尚志,方欣.腰腿痛的中西医结合治疗[M].杭州:浙江科学技术出版社,2014.

［8］寇赵淅,赵明宇,张向东.手法治疗退行性腰椎滑脱的研究进展[J].风湿病与关节炎,2019,8(2):77–80.

［9］赫克特.脊柱运动损伤[M].朱丹杰,主译.杭州:浙江大学出版社,2019.

［10］黎景源,梁金龙,王玉垒,等.腰椎峡部裂修补的手术治疗研究进展[J].创伤外科杂志,2023,25(7):551–556.

［11］梁风岐,梁永革,梁鸿举,等. 梁氏正骨[M]. 哈尔滨:黑龙江科学技术出版社,2021.

［12］潘华山,王艳.运动医学[M]. 北京:中国中医药出版社,2017.

［13］曲绵域,于长隆.实用运动医学[M].4版.北京:北京大学医学出版社, 2003.

［14］中华医学会骨科学分会脊柱外科学组,中华医学会骨科学分会骨科康复学组.腰椎间盘突出症诊疗指南[J].中华骨科杂志,2020,40(8):477–487.

［15］王予彬,王人卫,陈佩杰.运动创伤学[M].2版.北京:人民军医出版社,2011.

［16］胥少汀,葛宝丰,卢世璧.实用骨科学[M].4版(修订本).郑州:河南科学技术出版社,2019.

［17］许立臣. 颈肩腰腿痛治疗与康复[M].郑州:河南科学技术出版社, 2018.

［18］杨梦琪,张向东,寇赵淅,等.腰椎滑脱症的中医治疗进展研究[J].中外医学研究,2022,20(36):169–172.

［19］余方圆,等.现代临床创伤骨科学[M]. 长春:吉林科学技术出版社, 2016.

［20］张卫华,安军明.腰腿痛的诊断与非手术治疗[M].4版.郑州:河南科学技术出版社,2021.

［21］钟绵森,许伟,钟远鸣,等.不同入路微创椎间融合术治疗腰椎滑脱症的适应证和疗效研究进展[J].山东医药,2023,63(26):109–112.

［22］朱立国,李金学.脊柱骨伤科学[M].北京:人民卫生出版社,2015.

（董黎强　唐彬彬　陈　晨）

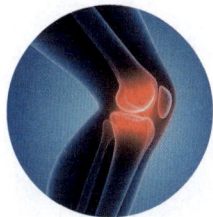

第一节　梨状肌综合征

梨状肌综合征是一种神经性疼痛综合征，系指因梨状肌发生损伤、痉挛、变性导致坐骨神经的梨状孔出口狭窄，从而使通过该孔的坐骨神经和其他骶丛神经及臀部血管遭受牵拉、压迫并产生相应的临床症状，其主要特点是臀部和下肢放射性疼痛。

一、解剖概要

梨状肌是一块位于盆腔底部的三角形肌肉，形状酷似梨子。它起源于第 2 到第 4 骶前弓的外侧缘，肌束向外集中，最终通过坐骨大孔穿出骨盆，延伸至臀部的深部，最终止于股骨大转子上缘的后部。梨状肌主要由 1、2 骶神经支配，其功能参与髋关节的外展外旋活动。梨状肌将坐骨大孔分为梨状肌上孔和梨状肌下孔，这对于理解梨状肌综合征的神经解剖学基础至关重要。梨状肌上孔中包含多个神经和血管，如臀上神经、臀上动脉、臀上静脉、坐骨神经、股后皮神经和阴部神经。

二、病因与损伤机制

1. 梨状肌的异常紧张

梨状肌综合征的一个常见病因是梨状肌的异常紧张。长时间处于不适当的姿势，进行重复性运动，或者在坚硬的表面上久坐，都可能导致梨状肌的异常紧张。这种紧张可能引起梨状肌痉挛，使其对周围神经结构产生压迫。在日常生活中，一些突发性动作，比如突然用力外展外旋或者内旋蹲位的动作，会导致梨状肌猛力收缩。这种瞬间的高强度运动可能引起梨状肌的过度牵拉，导致肌腱部分断裂，肌肉痉挛，以及局部的出血、渗出和肿胀。

2. 梨状肌炎症

梨状肌炎症也是导致梨状肌综合征的重要因素之一。过度使用、运动损伤或其他炎症性疾病均可能导致梨状肌炎症。这种炎症会增加梨状肌的体积，使其更容易对周围结构产生压迫。在长期炎症的影响下，梨状肌可能发生粘连，加剧神经受压的情况。

3. 相关结构的压迫

与梨状肌相关的坐骨神经的解剖学变异是梨状肌综合征发生的另一个因素。在一些人中，坐骨神经穿过梨状肌，增加了神经受压的可能性。此外，直接创伤或损伤臀部区域，导致肿胀、血肿或瘢痕形成，也可能使坐骨神经受到压迫。研究表明，梨状肌综合征在女性中更为常见，女性患者与男性患者之比为 6∶1。这可能与解剖学差异有关，女性的盆骨结构可能使得梨状肌更容易受到异常压迫。

与生活方式、姿势和运动有关的病因。久坐是一个与梨状肌综合征相关的常见生活方式因素。持续的坐姿可能直接压迫坐骨神经，增加患者患上梨状肌综合征的风险。此外，一些特定的运动，如长距离步行、跑步、骑自行车或划船等，可能导致梨状肌的过度使用或受损，进而引发梨状肌综合征。

三、临床表现与诊断

1. 临床表现

梨状肌综合征患者常表现出多样化的症状，急性起病者多有肩扛重物或蹲、站下肢"闪""扭"的外伤史，也可能仅有"夜间受凉"病史。自觉臀部深处酸胀痛，重者可能感到"刀割样""跳脓样"剧痛，疼痛通常波及大腿后外侧、小腿外侧。腹压增高时（咳嗽、打喷嚏、解大小便等）可出现下肢放射痛。部分患者可能出现下腹部及会阴部不适、睾丸抽动等，这可能是由于梨状肌肿胀或痉挛导致对阴部神经或血供的影响。患者通常处于强迫体位，行走时身体半屈曲，卧床时双下肢不敢伸直。

2. 体征

梨状肌综合征患者腰部活动通常无障碍，无明显的压痛和放射痛点。臀部压痛点沿梨状肌走行分布。急性患者梨状肌呈局限性隆起，触摸时感觉钝、厚，压痛十分明显。慢性患者可能出现臀部肌肉萎缩，触摸梨状肌时局部有空虚感，肌纤维束局限性变硬，弹性降低，压痛相对较轻。特异性体征包括以下几方面：

（1）直腿抬高试验（Lasegue 试验）：让患者双下肢伸直仰卧，检查者一只手扶膝使之伸直，另一手握患者足部并缓慢抬高患者下肢，直至患者产生下肢放射痛为止。记录此时下肢与床面的角度，此角度即为直腿抬高角度，在 60° 以内发现疼痛为阳性，超过 60° 后疼痛反而减轻，这是因为抬高超过 60° 以后，损伤的梨状肌不再被继续拉长（见第五章）。

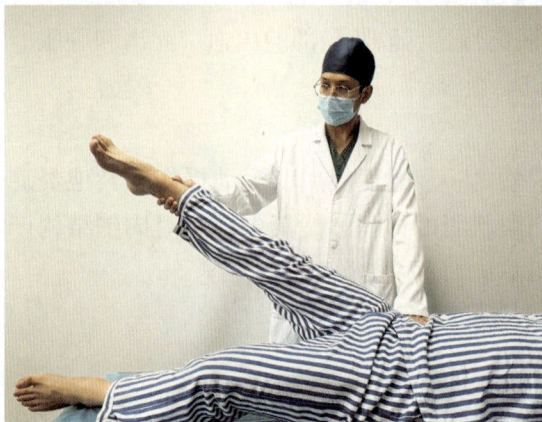

图 6-1 Freiberg 试验

（2）Freiberg 试验：患者平卧位伸髋，检查者用力内旋髋关节，使梨状肌拉紧，压迫坐骨神经，出现症状，称为 Freiberg 征阳性（图 6-1）。

（3）Thirle 试验：患者取平卧位，检查者内收、屈曲和内旋髋关节，拉紧梨状肌，若疼痛加重，为阳性（图 6-2）。

（4）Pace 试验：患者取坐位，主动髋关节外展，检查者握住患者膝盖来抵抗髋的外展和外旋力，出现肌力弱、疼痛加重者为阳性（图 6-3）。

（5）FAIR（flexion, adduction and internal rotation）试验：患者取侧卧位，面向检查者。检查者用一只手抓住脚踝，另一只手按压臀部，使患肢弯曲、内收和内旋，产生臀部疼痛及放射痛者为阳性（图6-4）。

（6）梨状肌紧张试验：患者仰卧位于检查床上，将患肢伸直，做内收内旋动作，如坐骨神经有放射性疼痛，迅速将患肢外展外旋，疼痛随即缓解，即为梨状肌紧张试验阳性（图6-5）。

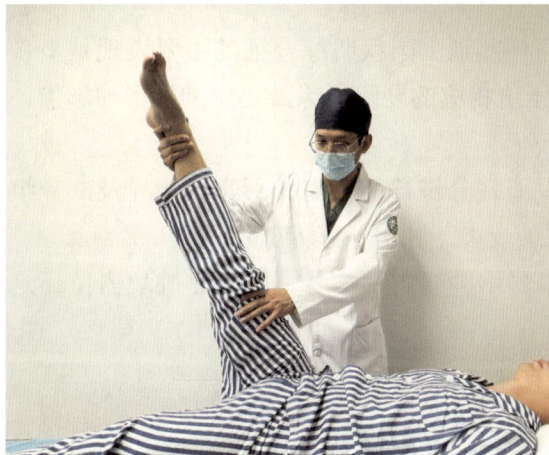

图6-2　Thirle 试验

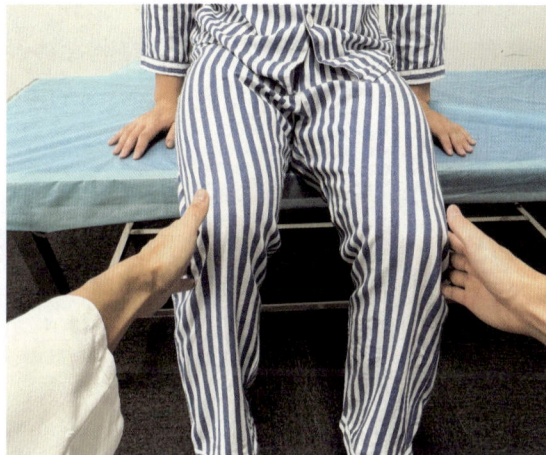

图6-3　Pace 试验

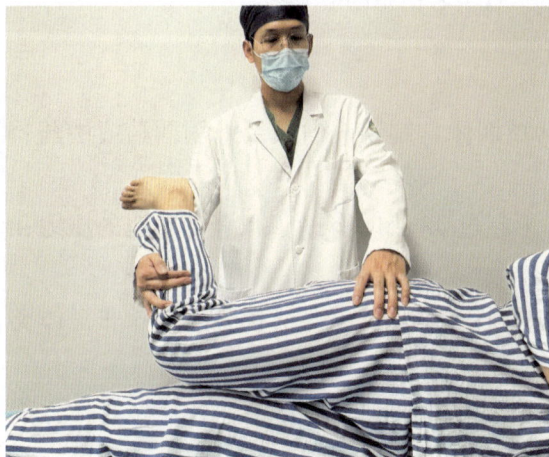

图6-4　FAIR 试验

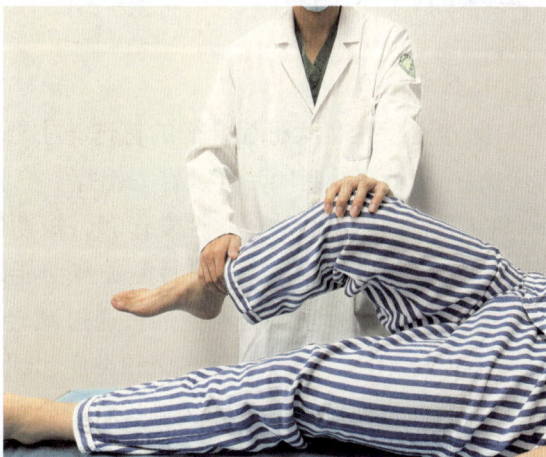

图6-5　梨状肌紧张试验

3. 影像学检查

（1）计算机断层扫描（CT）：用于排除梨状肌压迫的实质病变。

（2）磁共振成像（MRI）：是评估梨状肌综合征的首选影像学检查项目，可发现解剖异常。在某些坐骨神经痛患者中，磁共振神经成像（MR 神经成像）有助于诊断。

腰椎磁共振成像可以评估椎管和神经根，排除其他可能原因。

（3）超声检查：可观察肌筋膜痛点。

（4）肌电图 / 神经传导试验：肌电图（EMG）和神经传导研究对于诊断非常有帮助，通常表现为胫神经和（或）腓神经的 H- 反射紊乱。患者的体位在这种情况下至关重要，当患者位于侧卧位时，应将髋关节伸直、内收和内旋，并同时屈曲膝关节。这个体位会导致梨状肌紧张，从而对坐骨神经施加压力，导致 H- 反射的延迟。屈曲膝关节在这种情况下非常有帮助，因为它有助于 H- 反射呈现正常结果，并且可以进行左右双侧的比较。

这些检查有助于确定患者是否存在梨状肌综合征，并排除其他引起相似症状的问题。

4. 鉴别诊断

（1）与腰椎间盘突出症引起的坐骨神经疼痛相鉴别。梨状肌综合征的主要表现是坐骨神经疼痛。MRI 检查可清楚显示与突出的椎间盘压迫相应的硬膜囊缘及马尾神经根袖影像，无梨状肌肿胀影像改变。

（2）与蜂窝组织炎及脓肿相鉴别。MRI 可以清楚分辨臀部肌肉的形态、边界及部分组织类型，通过不同的序列可以分辨炎症水肿、脓肿及肉芽肿信号影像。

（3）与肿瘤等占位性病变相鉴别。MRI 可以显示肿瘤内部信号，鉴别是肿块占位还是炎症水肿，还能更好地显示盆腔深部淋巴结。

四、治疗

梨状肌综合征的治疗旨在减轻疼痛，减少患者的不适感，恢复正常生活和活动。治疗方法的选择取决于患者的具体情况，包括症状的严重程度和病因。

1. 保守治疗

保守治疗是梨状肌综合征的首选，主要包括短期休息制动、内服及外用西药或中药、物理治疗、针灸、封闭治疗及针刀治疗。

（1）短期休息制动：急性发作者，短期休息不超过 48 小时有助于减轻梨状肌的压力和炎症。待症状缓解后，开始进行髋关节功能锻炼。

（2）西药治疗：肌肉松弛剂，通过减轻肌肉紧张，有助于缓解梨状肌痉挛。非甾体类抗炎药（NSAIDs）对于减轻疼痛和炎症起到积极作用。

（3）中药治疗：中药治疗梨状肌综合征的主要目标是调理气血，活血化瘀。具体方剂和药物应根据患者的具体情况而定，常用的中药包括川芎、桃仁、红花等。

（4）物理治疗：物理治疗师应用专业技巧拉伸梨状肌，有助于缓解肌肉紧张。运动范围锻炼，强调康复运动，增加关节活动范围，提高肌肉的灵活性。深层组织按摩促进局部血液循环，有助于缓解痉挛和紧张。

（5）局部封闭疗法：针对一些患者，局部封闭疗法可能是有效的，有助于减轻炎症和疼痛。

（6）针灸疗法：针刺治疗在中医中有悠久的历史，对于梨状肌综合征，针灸可以调整经络气血，缓解肌肉紧张，达到治疗的效果。

2. 手术治疗

手术是在保守治疗失败的情况下才考虑的最后手段。手术包括坐骨神经松解术联合或不联合梨状肌腱切断术是比较常用的手术方法。手术结果并不总是可以预测，因此需要慎重考虑。

手术适应证：转子后疼痛、坐骨神经痛样腿痛、麻木和感觉异常；无法忍受坐着；屈曲 90° 完全内旋且髋关节抵抗外旋时臀部疼痛；腰椎 MRI 检查结果正常；CT 引导下注射稀盐酸罗哌卡因和 40mg 曲安奈德呈阳性反应；保守治疗超过 6 个月失败。

在选择治疗方法时，需根据患者的具体情况，综合考虑中西医结合治疗的优势，制定个体化的治疗方案。

五、预防与康复

通过定期锻炼来保持肌肉健康，尤其注重髋内收肌和外展肌的平衡。适度的运动可以促进肌肉柔韧性，减少梨状肌紧张。保持良好的姿势，特别是在坐着、开车或站立时，有助于减轻对梨状肌的不良压力。正确的举重姿势，确保弯曲膝盖，蹲下姿势正确，保持背部挺直，将物体靠近身体，避免扭转身体。进行体力活动前适当热身，活动后进行拉伸，有助于防止肌肉紧张和梨状肌的过度使用。运动员、骑自行车的人和赛艇运动员需要特别注意，因为他们进行纯正的向前运动，可能导致髋内收肌和外展肌的不平衡。额外关注腰部和臀部的强化锻炼，以减轻对梨状肌的额外压力。

康复治疗的第一步是停止带来问题的身体活动，特别是在疼痛为中度到重度的情况下。由于腰部和臀部可能受到伤害，核心肌群的锻炼对于康复至关重要。确保在没有引起疼痛的情况下进行适度的核心肌群的锻炼。进行蚌式开合和臀桥等康复锻炼，有助于加强臀部和核心肌群，提高身体的稳定性。在疼痛允许的情况下，通过拉伸髋屈肌和肩肌逐渐张开臀部。采用坐姿和卧位两种伸展方法，分别进行保持 30 秒的拉伸。利用泡沫轴进行梨状肌按摩，每组（每边）持续滚动 50 ～ 60 秒，一次做 3 组。进行坐姿梨状肌舒展和卧位梨状肌伸展，帮助缓解梨状肌紧张感，增加肌肉柔韧性。

六、研究进展

有前瞻性研究表明，肉毒杆菌毒素注射比局部封闭疗法更有助于缓解症状，然而，疼痛缓解的持续时间很短，需要重复注射。尽管肉毒杆菌毒素很有效，但它的成本常常使其无法成为梨状肌综合征的一线治疗方法。随着关节镜技术的不断发展，有不少学者尝试在关节镜下进行梨状肌的松解手术，可以对梨状肌进行彻底的松解，取得了比较满意的疗效，但该技术也存在着学习曲线陡峭，有一定的外展肌和神经损伤的风险，需要在有丰富关节镜经验的医生指导下开展。

第二节　弹响髋

弹响髋是指髋关节在活动中出现可听或可感知的弹响，这个过程伴随或不伴随疼痛。此病最早是在 20 世纪初被描述的。在普通人群中，无症状弹响髋的发生率为 5% ～ 10%，女性占多数。在大多数情况下，这种状况与体育活动有关。发病机制为阔筋膜张肌移行至髂胫束段变性增厚，屈伸髋关节时在大转子处滑过产生弹响。

一、解剖概要

髂腰肌的三块肌是髂肌、腰大肌和腰小肌。髂肌起自髂翼，止于腰大肌腱和股骨小转子。腰大肌起自腰椎横突和 T12 至 L5 的椎骨边缘和腱弓，止于股骨小转子。大约 60% 的个体存在腰大肌，它起源于 T12 和 L1 的椎体，并插入髂耻骨隆起处。最近发现，有 90% 的人有腰大肌的髋关节额外插入了髂筋膜。

髂腰肌腱是一个肌肉肌腱复合体，由来自腰大肌的主腱、来自髂肌的副腱和髂肌的肌肉纤维组成。腰大肌腱起自腹股沟韧带和髋关节水平以上，止于小转子。部分个体的腰大肌腱呈双裂形态，而髂肌腱走行于其外侧，并逐渐与腰大肌腱融合。髂肌最内侧的纤维与髂肌腱融合，而外侧纤维直接插入小转子。

二、病因与损伤机制

弹响髋是指髋关节在主动伸屈活动和行走时，出现听得见或感觉得到的响声。引起弹响的原因较多，其中外侧因素较常见。

1. 髋关节外侧因素
发生的主要原因是髂胫束的后缘或臀大肌肌腱部的前缘增厚，在髋关节做屈曲、内收、内旋活动时，增厚的组织在大粗隆部前后滑动而发出弹响，同时可见到和摸到一条粗而紧的纤维带在大粗隆上滑过。

2. 髋关节内侧因素
弹响髋可由髂腰肌腱或其下滑囊的结构紊乱引起。髋屈曲时髂腰肌腱移向股骨头中心的外侧，而伸髋时该肌腱越过股骨头滑向内侧，髂腰肌腱在股骨头上的这种来回移动可产生弹响。髂腰肌在髂耻嵴突起或小粗隆外生骨赘上滑动也会发生弹响。该肌腱越过肌腱与髋关节囊前部之间隆起的髂腰肌滑囊时，同样会产生弹响症状。

3. 关节内因素
患者和医生均能感觉到的弹跳感有时可由关节内疾患引起，如骨软骨瘤病、其他游离体、髋臼盂唇的损伤或继发于髋臼后缘异常或髋部肌肉瘫痪引起的髋关节半脱位。儿童和青年的习惯性髋脱位或半脱位也是弹响髋的原因之一。

三、临床表现与诊断

1. 临床表现

（1）髋部弹响：股骨大粗隆部有弹响，屈髋屈膝位先做髋内收内旋，再伸直下肢可引发弹响。患者主动引发的弹响有时更明显。严重臀肌挛缩、髋关节不能内收内旋的患者可无弹响。

（2）步态异常：外八字步态，跑步时明显，上台阶时身体左右晃动幅度大。跛行，双下肢明显不等长。

（3）髋内收受限：站立时双膝并拢困难，坐位时双膝分开或不能架二郎腿。侧卧睡眠不适。下蹲时双膝分开。

（4）髋屈曲受限：下腰双手不能触地。有的患者不能做仰卧起坐动作。

2. 体征

髋关节主动屈曲、内收或内旋时，触诊股骨大转子部位有增厚腱性组织的弹响，可摸到或看到索状物在大转子上滑移。Ober 试验是检查髂胫束挛缩的特异性检查。患者取侧卧位，受检肢体位于上方；屈膝 90°，髋关节外展 40°并极度后伸（图 6-6）。在髋关节后伸和屈膝的过程中要保持骨盆稳定，轻柔地内收受检肢体使其靠近检查床，正常患者肢体可以内收超过躯体的中线。阳性表现为内收受限，受检肢体无法超过躯体中线，提示存在髂胫束挛缩。

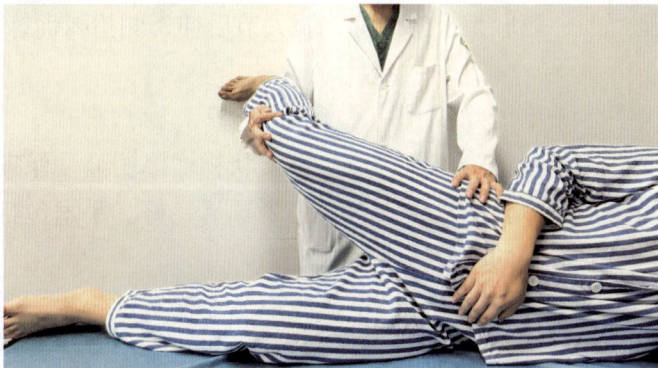

图 6-6 Ober 试验

3. 影像学检查

骨盆正位 X 线检查和髋关节横断面 CT 扫描可清楚显示正常解剖结构，排除髋关节及周围骨性病变。MRI 检查可清楚显示髂胫束增厚及周围软组织水肿，大转子滑囊、髂腰肌囊或髋周软组织的炎性反应变化，是辅助诊断弹响髋的重要依据。超声检查也是弹响髋常用的检查方式，可以发现局部滑囊炎、肌腱炎等病变。

4. 分类

弹响髋有关节内型和关节外型两种类型。关节内型弹响髋临床少见，多由髋臼盂唇撕裂、软骨缺损、游离体和骨折碎片等导致。关节外型可以再分为两种类型：一种表现为髂胫束或臀大肌前缘肌腱的增厚部分在大转子上划过时发生弹响，称为外侧型；另一种表现为髂股韧带、髂腰肌肌腱滑过股骨头或髋臼缘时发生弹响，称为内侧型。临床上最常见的弹响髋类型为关节外型中的外侧型。

5. 鉴别诊断

（1）臀肌筋膜挛缩症：体表扪及索带位置较低较前，髋关节表现为屈曲、外展、外旋，膝关节屈曲外翻，可伴有其他畸形存在。

（2）髋关节骨关节疾病：骨盆 X 线检查可排除其他髋关节内病变及其他原因所致关节面粗糙摩擦而产生的弹响。

四、治疗

无明显症状的轻微弹响患者或仅有活动时低调弹响，并无疼痛不适者，一般无需治疗。

1. 非手术治疗

伴有疼痛或患者对弹响有精神负担时，应予适当休息、热敷、理疗、弹力绷带包扎或局部短期制动，限制屈髋运动，均有效。用 1% 普鲁卡因 5mL 加醋酸强的松龙 25mg 作局部封闭，常获良效。急性期过后，可以采用运动疗法治疗。运动疗法主要包括股四头肌、臀肌、腘绳肌、髂胫束拉伸训练，髋关节后伸、侧抬腿训练等。

2. 手术治疗

手术指征：疼痛严重、条索状物增厚明显、保守治疗无效，或大转子上有其他病变时可考虑手术治疗。绝大多数患者预后良好。手术包括滑囊的移除、松解或延长髂胫束以减轻其对股骨的摩擦。

手术方法：①局麻下髂胫束 Z 形松解延长术，适用于大多数挛缩仅限于臀大肌和阔筋膜张肌，弹响明显者。②少数挛缩累及臀中肌、臀小肌甚至关节囊者，应在腰麻或硬膜外麻醉下松解。③挛缩轻、弹响明显者也可在关节镜下松解。

五、预防与康复

一旦出现弹响髋，就需要通过运动康复手段积极地促进其恢复，但时间较长，所以积极的预防是非常重要的。

1. 髂胫束牵拉

开始姿势：双脚交叉站立，左脚在前，右脚在后。牵拉方法：保持身体稳定，上身向左侧屈曲，髋部向右侧伸至右髋侧面有牵拉感，保持 15 秒，重复 2～3 次。

2. 臀中肌牵拉

开始姿势：坐在凳子上，双脚平放在地面上，将左脚踝放在右膝关节上。牵拉方法：

保持身体稳定，保持腰背平直，向前屈髋直至左侧臀部有牵拉感，保持 15 秒，重复 2～3 次。

3. 腘绳肌牵拉

开始姿势：仰卧在垫子上，左腿屈髋屈膝，双手从左大腿后侧抱住左大腿，右腿伸直。牵拉方法：保持身体其他部位不动，用力伸直膝关节直至大腿后侧有牵拉感，保持 15 秒，重复 2～3 次。

4. 举臂蹲起

开始姿势：自然站立，双脚分开，略比肩宽，保持膝关节与脚方向一致。训练方法：呼气，双臂上举至最大范围，同时屈髋屈膝做下蹲至大腿与地面平行；吸气，伸直双腿，收回双臂。整个过程保持腰背平直，膝关节不超过脚尖位置。

5. 蚌式运动

开始姿态：左侧卧，用左前臂和左手托住头部，右手放在胸前；双腿屈髋屈膝，使头、肩、臀、脚成一直线，骨盆垂直于地面，收紧腹部。训练方法：呼气，右侧臀部用力，右膝向外打开至最大范围，双脚不要分开；吸气，缓慢回到开始姿态。整个动作维持 5～10 秒完成，10～15 次为 1 组，重复 2～3 组。

六、研究进展

文献报道，推拿、针灸、小针刀等传统疗法在临床上亦取得了不错的疗效，因其副作用相对较小，可以更广泛地应用于临床。当保守治疗无效时，"Z"字成形术、N 形切口等开放手术治疗亦取得了很好的疗效，但由于关节镜技术的发展，凭借创伤小、康复快等优势关节镜微创治疗已在临床快速普及，文献显示微创手术有与开放性手术相当的临床疗效。

第三节　坐骨结节滑囊炎

坐骨结节滑囊炎是一种常见病，由于坐骨结节滑囊长期被压迫、摩擦，致使滑囊充血、水肿、增生，囊壁纤维性增厚，囊内黏液分泌增加，吸收减少，继而引起炎症。多发于体质瘦弱而久坐工作的中老年人，故又称"编织臀"。

一、解剖概要

滑囊是关节囊纤维膜由薄弱或缺如处呈囊状膨出，充填于肌腱与骨面之间；滑囊外层是致密结缔组织，内层是滑膜，滑膜可产生少许滑液，能减轻运动时的摩擦。在人体的骨突与皮肤、肌肉与肌腱、肌腱与肌腱之间，凡摩擦力较大处均可有滑囊存在，以缓冲反复摩擦带来的损伤。坐骨结节滑囊即坐骨－臀肌滑囊，位于臀大肌与坐骨结节之间的滑囊。坐骨结节滑囊由疏松结缔组织分化而成，为一密闭的结缔组织扁囊，囊腔呈裂隙状，其外层是致密结缔组织，内层是滑膜，内含少许滑液。坐骨结节滑囊的功能为增加臀大肌与坐骨结节之间的润滑，缓解压力，减少摩擦，促进其运动的灵活性。

二、病因与损伤机制

病因包括：慢性损伤，如骑自行车等；炎症（类风湿性关节炎和脊柱关节病）；感染（很少见败血症和化脓性关节炎）；晶体沉积；外伤（出血性滑囊炎）。

慢性损伤是坐骨结节滑囊炎主要的发病原因。当滑囊受到过量的摩擦或压迫时滑囊壁发生炎性反应，造成滑膜水肿、充血、增厚或纤维化，滑液增多，滑囊增大，囊壁增厚、纤维化而形成囊肿。

三、临床表现与诊断

1. 临床表现

坐骨结节滑囊炎常见于久坐患者。主要表现为坐骨结节处局部疼痛，不适感，也可能牵涉到小腿。长时间久坐会加重疼痛，被动髋关节屈曲时疼痛加重。局部也会出现肿胀以及红斑。

2. 体征

弯腰检查时，有的患者坐骨结节处可触及肿块，肿块大小不定，张力较大，表面光滑，压之疼痛。

3. 影像学检查

骨盆 X 线检查无异常，超声检查表现为无回声或低回声包块，且此包块与坐骨结节关系密切；坐骨结节滑囊炎边界较清楚，形态不规则，可为椭圆形、扁平状或不规则形，加压肿块可变形；坐骨结节滑囊炎囊壁较厚，内壁多不光滑，内可为透声较好的无回声或细小的点状回声，少部分囊腔内可见絮状或团状高回声，大多数囊腔呈多房状。彩色多普勒超声检查于囊壁或分隔光带上偶见点状或星点状血流信号。在 T2 加权脂肪抑制序列或 T2 加权 MRI 图像上坐骨及臀大肌之间呈高信号密度。

4. 鉴别诊断

（1）血管瘤：血管瘤是浅表组织中常见的良性肿瘤，超声检查表现边界可清晰或不清，可表现为低回声结节，有时结节内部可见管状无回声区，有的血管瘤内可见静脉石，血流信号较丰富。

（2）脂肪瘤：脂肪瘤可见任何年龄，位于脂肪层的肿块较常见，边界清楚，回声稍高，内部可见纤维条索样结构，肿块内未见明显血流信号。

（3）表皮样囊肿：表皮样囊肿一般较小，位置较表浅，部分表皮样囊肿内部回声可见其特征性的螺纹征、洋葱皮征或旋涡状表现，表皮样囊肿肿块后方回声常增强，亦可通过彩色多普勒超声检查进行鉴别，表皮样囊肿在没有炎性反应的情况下未见明显血流信号。

四、治疗

绝大部分患者一般采用保守治疗，如坐骨结节部位按摩、理疗，也可用活血化瘀的中药外敷或热敷。症状较重，或理疗、中医热敷等无效者，可进行滑膜囊穿刺抽液，并注入激素类药物封闭治疗，以抑制炎性反应；同时可配合口服止痛药物及纠正生活习惯等。如病变范围较大，症状严重影响生活及肢体活动，需行手术治疗。

1. 保守治疗

（1）休息及冷疗：尽量减少臀部及下肢的活动。冷疗包括冰敷和冰袋，通常持续约20 ~ 30分钟，可以降低皮肤、皮下组织及深部组织的温度，根据临床情况，可以使用冷水、冷凝胶包等。

（2）西药治疗：首选非甾体类抗炎药（NSAIDs）或环氧合酶 −2 抑制剂，口服或外用。如效果欠佳，可局部加用类固醇类激素注射封闭治疗。

（3）中药治疗：坐骨结节部位可用活血化瘀的中药外敷或热敷。中药内服常采取清热祛湿、消肿止痛法。

（4）物理治疗：超声治疗、经皮电刺激和激光可用于改善愈合过程和减轻疼痛。

（5）治疗性运动：包含伸展运动，以增加紧绷的腘绳肌的柔韧性，减轻滑囊的压力，实现无痛运动和加强运动，纠正肌肉失衡，缓解症状。

2. 手术治疗

对保守治疗无效或反复发作者应尽早做滑囊切除术。手术沿臀大肌纤维下缘，坐骨结节上取横切口入路。因滑囊基底与坐骨结节骨膜紧连，坐骨结节与囊肿构成了坐骨直肠窝外壁的一部分，分离过程中要尽量朝向坐骨结节外侧，否则易损伤阴部内动、静脉，造成大量出血。为防止术后复发，囊肿切除要彻底，尤其在处理附着于坐骨结节表面的囊肿蒂部时，必要时可连同骨膜一并切除。

五、预防与康复

预防老年人发生坐骨结节滑囊炎，首先需要改善座椅，比如在硬板凳或是其他家具上垫上厚软垫，以减少对坐骨的摩擦。改变不良的坐姿习惯，避免长时间盘腿或是长时间跷二郎腿，尽量保持两侧坐骨结节承受的体重压力达到平衡。推荐每隔一小时坐姿后站起来做一些伸腿弯腰的活动，并按摩坐骨结节，以促进局部血液循环。寒冷的季节不要坐冷板凳。

（1）拉伸腘绳肌治疗坐骨滑囊炎：把一只脚放在凳子或是台阶上，保持膝盖和背部伸直，然后慢慢前倾，直到感觉到臀部、膝盖或大腿后侧疼痛有轻微到中度的减轻。保持该位置约 15 秒，然后松开，重复 4 次。

（2）拉伸臀部治疗坐骨滑囊炎：取仰卧位，在手的帮助下，将髋关节屈曲，直到感觉到沿臀部或臀部前侧疼痛有轻微到中度的减轻，保持该位置约 15 秒，然后松开，重复 4 次。

六、研究进展

新近的临床研究表明，与封闭疗法相比，富血小板血浆治疗坐骨结节滑囊炎也能达到良好的治疗效果，且后者在长期临床治愈满意度上要优于封闭治疗。

参考文献

[1] Fairbank HA. Case of bilateral snapping hip with functional varus[J]. Proc R Soc Med,1921, 14(Surg Sect):61–62.

[2] Allen WC, Cope R. Coxa saltans: the snapping hip revisited [J]. J Am Acad Orthop Surg, 1995, 3(5):303–308.

[3] Boyajian–O'Neill LA, McClain RL, Coleman MK, et al. Diagnosis and management of piriformis syndrome: an osteopathic approach[J]. J Am Osteopath Assoc,2008,108(11):657–664.

[4] Carro LP, Hernando MF, Cerezal L, et al. Deep gluteal space problems: piriformis syndrome, ischiofemoral impingement and sciatic nerve release[J]. Muscles Ligaments Tendons J, 2016,6(3):384–396.

[5] Chang A, Ly N, Varacallo M. Piriformis injection[M]. Treasure Island (FL): StatPearls,2022.

[6] Hicks BL, Lam JC, Varacallo M. Piriformis syndrome[M]. Treasure Island (FL): StatPearls,2022.

[7] Hopayian K, Danielyan A. Four symptoms define the piriformis syndrome: an updated systematic review of its clinical features[J]. Eur J Orthop Surg Traumatol, 2018,28(2):155–164.

[8] Kirschner JS, Foye PM, Cole JL. Piriformis syndrome, diagnosis and treatment[J]. Muscle Nerve,2009,40(1):10–18.

[9] Knudsen JS, McConkey MO, Brick MJ. Endoscopic sciatic neurolysis[J]. Arthrosc Tech,2015,4(4):353–358.

[10] Lewis CL. Extra–articular snapping hip: a literature review [J]. Sports Health,2010, 2(3):186–190.

[11] Pierce TP, Pierce CM, Issa K, et al. Arthroscopic piriformis release – a technique for sciatic nerve decompression[J]. Arthrosc Tech,2017,6(1):163–166.

[12] Shrestha A, Peng W, Ge H, et al. Clinical outcomes of arthroscopic surgery for external snapping hip[J]. J Orthop Surg Res, 2017, 12:1–7.

[13] Willett GM, Keim SA, Shostrom VK, et al. An anatomic investigation of the Ober Test[J]. Am J Sports Med, 2016, 44(3):696–701.

［14］陈伟南,李宏,储旭东,等.外侧型弹响髋相关结构的临床应用解剖[J].解剖学杂志,2008,31(5):703–705.

［15］丁权威,张杰,吴泽庭,等.外侧型弹响髋临床诊治的研究进展[J].中国骨伤,2018,31(5):484–487.

［16］黄志发,杨德盛,史占军,等.梨状肌出口综合征的病因学研究[J].中华医学杂志,2018,98(1):42–45.

［17］艾尼,卡尔森,菲利蓬,等.股髋撞击综合征的诊断与治疗[M].潘海乐,贾学文,李春龙,等,译.沈阳:辽宁科学技术出版社,2020.

［18］陈孝平,汪建平,赵继宗.外科学[M].9版.北京:人民卫生出版社,2018.

［19］汪洋,仲津漫,任芳,等.MR成像在梨状肌综合征诊治中的价值[J].中华放射学杂志,2019,53(8):747–750.

［20］柏树令,应大君.系统解剖学[M].8版.北京:人民卫生出版社,2013.

［21］胥少汀,葛宝丰,卢世璧.实用骨科学[M].4版(修订本).郑州:河南科学技术出版社,2019.

［22］黄桂成,王拥军.中医骨伤科学[M].5版.北京:中国中医药出版社,2021.

（曾晗冰　魏　浩）

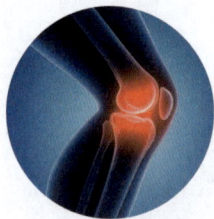

第七章

膝关节运动损伤

第一节　膝关节半月板损伤

　　肌肉、韧带和半月板加固了膝关节的骨性结构。韧带对膝关节的静态稳定性至关重要。半月板可引导股骨髁与胫骨平台的连接，并更均匀地分配重量。韧带或半月板的结构损伤可导致关节力学的改变，最终导致膝关节的退行性改变。因此，通过保留半月板和韧带的愈合、修复或重建来恢复膝关节的稳态平衡是非常必要的。

一、解剖概要

1. 半月板的结构

　　膝关节半月板是楔形的纤维软骨，位于股骨和胫骨髁之间，它们实际上是胫骨的延伸，可以加深胫骨平台的关节面，以更好地容纳股骨髁。每个半月板的周围边界厚而凸出，附着在关节囊上，而向内逐渐变细为一个薄的自由边缘。半月板的近端表面是凹形的，与股骨髁突接触；它们的远端表面是扁平的，附着在胫骨平台上。

　　内侧半月板略呈半圆形（C形），后方比前方宽得多。内侧半月板的前角附着在前髁间窝区域的胫骨平台上，在前交叉韧带的前部。前角的后纤维与横韧带合并，它连接着内侧和外侧半月板的前角。内侧半月板的后角牢固地附着在胫骨后髁间窝上，位于外侧半月板和后交叉韧带之间。内侧半月板的周围部分都附着在关节囊上。

　　外侧半月板更接近圆形（O形），前后角的宽度大致相同。外侧半月板的前角附着在胫骨髁间隆起的前面，毗邻前交叉韧带，并与之部分融合。外侧半月板的后角附着在胫骨髁间隆起的后部，在内侧半月板的后角的前部。除与胫骨的后部连接外，另有两根韧带从外侧半月板的后角延伸到股骨内侧髁，被称为前半月板股韧带（Humphrey 韧带）和后半月板股韧带（Wrisberg 韧带）。外侧半月板没有附着于外侧副韧带，只是松散地周围附着在关节囊上。

　　组织学上，半月板是一种纤维软骨组织，主要由胶原纤维网络与细胞的交错作用组成（图7-1）。半月板中主要的胶原蛋白类型是Ⅰ型，但Ⅱ、Ⅲ和Ⅴ型也存在。虽然其他成分，如蛋白多糖、糖蛋白和水，也有助于半月板的细胞外基质的组成，但胶原纤维的特定取向似乎与半月板的功能最直接相关。虽然胶原纤维的主要取向是圆周的，但在半月板的股骨和胫骨表面以及组织的物质内都出现了一些小的、放射状方向的纤维。理论上，这些走向的纤维作为纽带，提供结构刚性，并帮助抵抗过度压缩导致的半月板纵向分裂。

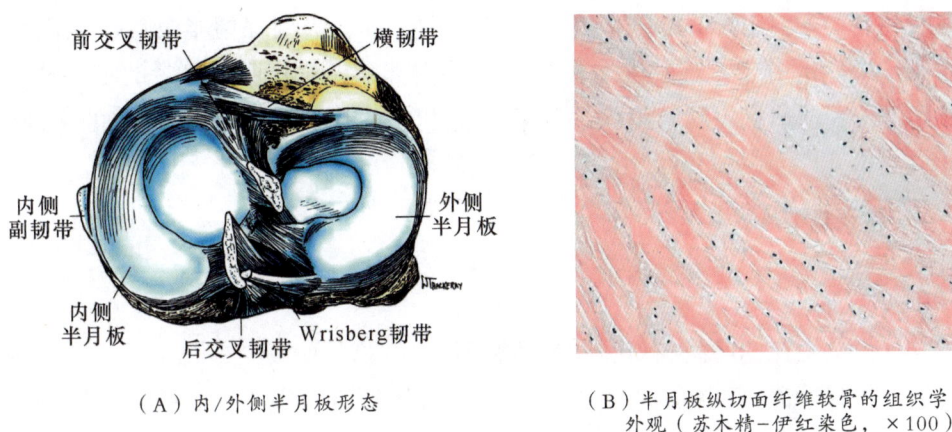

（A）内/外侧半月板形态

（B）半月板纵切面纤维软骨的组织学外观（苏木精-伊红染色，×100）

图7-1　半月板解剖结构与组织学基础

2. 半月板的功能

半月板在膝关节健康和关节内稳态中的确切生物力学和生物学作用尚不完全清楚；然而，半月板切除术（部分或全部）与膝关节过早或加速退行性变有关。生物力学研究表明，内侧半月板在内侧腔室传递50%的关节负荷，而外侧半月板在外侧腔室传递70%的关节负荷。至少50%的膝关节压缩负荷在伸展时通过半月板传递，在90°屈曲时增加到负荷传递的约85%。在一个行半月板切除术的膝关节中，接触面积减少了约50%。这种减少显著增加了平均和峰值应力，导致关节损伤和退行性变。

半月板的另一个功能是减震，尽管这在生物力学文献中一直存在争议。相反，认识到半月板的双相性质以类似于关节表面的关节软骨的方式导致负荷耗散的争议较小。半月板作为一种双相结构，由流体相（间隙水）和固相（胶原蛋白、gag蛋白和其他基质蛋白）组成。胶原蛋白网络和gag蛋白形成了一个多孔的、可渗透的固体基质。身体承受载荷过程中间隙流体流动和固体基体变形让半月板具有一定的弹性。

半月板有助于增加股骨和胫骨髁之间的一致性。半月板的上凹、下平面适合股骨和胫骨髁，半月板的楔形有助于其维持关节稳定的功能。前交叉韧带完整膝关节的内侧半月板切除术对前后运动影响不大；然而，在失去前交叉韧带的膝关节中，内侧半月板切除术导致膝关节屈曲90°时胫骨前平移增加高达58%。这些发现支持了在内侧半月板缺失的膝关节重建前交叉韧带时应考虑内侧半月板移植。外侧半月板对关节的稳定也起着重要作用。在前交叉韧带缺失膝关节的枢轴移位期间，外侧半月板在控制胫骨外侧平台的前平移中起作用。这与内侧半月板的作用形成对比，内侧半月板在直前平移测试（Lachman试验）中作用更大。

最后，半月板可能为关节位置感觉提供本体感觉反馈。神经元，特别是Ⅰ型和Ⅱ型神经纤维最为丰富。半月板的前角和后角受到机械感受器的神经支配，这些机械感受器可能在极端运动时的本体感觉反馈中发挥作用。这些机械感受器被认为是本体感觉反射弧的一部分，可能有助于膝关节的动态功能稳定性，并可能与囊和韧带中类似的躯体感觉相互作用。

综上所述，半月板的功能包括承重、关节稳定性、润滑和本体感觉。半月板的部分或全部丧失，会显著改变这些功能，并使关节容易发生退行性改变。因为急性创伤性半月板撕裂通常发生在年轻（13～40岁）和运动活跃的个体，需要保留半月板，从而减少这些退行性改变。虽然部分半月板切除术可能是一些内部、无血管撕裂患者的唯一选择，但对半月板修复新技术的研究可能会消除部分半月板切除术和这一重要结构丢失的不良后果。

二、病因与损伤机制

1. 半月板变性

内在半月板退变在30岁左右就开始，随着年龄的增长而发展，几乎所有人群都可能发生。组织学分析显示黏液变性，细胞减少，正常胶原纤维组织丧失。引起这种变化的原因尚不清楚。退行性半月板组织被认为具有较差的愈合潜力。虽然半月板的保留对于轴向排列不良的膝关节可能更重要，但由于伴随的退行性改变，愈合率可能较低。

2. 半月板损伤

在日常生活中，膝关节的各种运动使半月板不断承受着传导载荷的垂直压力、向周缘移位的水平拉力和旋转时的剪式应力。由于年龄、职业和运动情况的不同，半月板在日常生活或劳作、运动中受到损伤的机会不同，造成的损伤特点或类型也各异。运动员、舞蹈演员显然比教师受伤的机会大得多，而矿工长期处于蹲位，其半月板损伤的特点则又不同于球类运动员。青年人半月板较厚，弹性好，吸收震动力的能力强，因外伤而造成的半月板撕裂多呈纵形；而老年人的半月板因退行性变而变薄，弹性差，边缘往往有粘连，活动性差，剪式应力引起的水平撕裂或磨损较多。但青年人的活动量远远超过老年人，因此损伤的概率又比后者多。

损伤机制在于膝关节运动中引起的半月板的矛盾运动（矛盾性），以及膝关节运动中的突然变化（突然性）。例如，当膝关节屈伸过程中同时出现旋转，甚至内外翻，半月板既要完成屈伸时的移位运动，又要完成旋转时的移位运动，再加上被动的内、外翻运动，就会出现矛盾运动，从而使半月板挤于股骨髁和胫骨平台之间，承受垂直压力的同时，又遭受牵拉或剪力，这种矛盾运动往往是膝关节运动的突然变化带来的。例如，踢足球时踢空，造成膝关节的突然过伸，半月板往往被挤于股骨与胫骨髁之间，或在两角之间形成反向牵拉，造成横裂或前角撕裂。行走时绊于树桩上、踢足球时的对脚，这时膝关节伸屈、旋转加外翻，内侧半月板被拉向中央，被凸出的股骨内髁所挤压，当膝继续伸直时，易造成纵裂或边缘撕裂。

损伤机制与损伤类型之间的规律不一定总是固定不变，尤其是应力多为复合性的，因此，很难依据机制而将半月板损伤分型。一般按照损伤的解剖特点而分型，参考形状、部位、大小、稳定性的不同分为退变型、水平分层型、放射型（斜型、鸟嘴型）、纵型（垂直型、桶柄型）和横型。

（1）退变型：多发生于40岁以上，常伴有X线检查显示的关节间隙变窄，但难以辨别其症状究竟来源于关节退变还是半月板病变。

（2）水平分层型：多自半月板游离缘向滑膜缘表现出水平撕裂，形成上、下两层。其症状常由其中一层在关节间隙中滑动而引起。

（3）放射型（斜型、鸟嘴型）：常使沿周缘走向排列的环行纤维断裂，当此放射裂或斜裂延伸至滑膜缘时，半月板的延展作用完全丧失，大大影响载荷的正常传导。

（4）纵型（垂直型、桶柄型）：可以是全层的，也可以仅涉及股骨面或胫骨面，多靠近后角。其纵长如大于1.5cm，则属于不稳定者，即桶柄，易向中间滑动，常与前交叉韧带断裂合并发生。

（5）横型：自游离缘横向断裂，多位于体部。如伸至滑膜缘，则环形纤维显然会完全断裂。

除上述五型外，尚应补充以下三型：

（6）前、后角撕裂型：易进而演变为部分边缘撕裂而形成较大的游动。

（7）边缘撕裂型：前、后角附着部完整，游离之半月板甚至可滑移至髁间窝形成交锁，常合并前交叉韧带断裂。

（8）混合型。

Groh按照病因学的分类法分为四型，有一定的临床实用意义，即：

（1）急性外伤性撕裂：最常见。有明确外伤史，多为青年运动员，撕裂呈纵裂或边缘裂。

（2）自发性撕裂（原发性退行变）：多发生在长期蹲位或跪位工作者，以水平裂多见。

（3）外伤撕裂晚期改变（继发性改变）：初次外伤时造成较小的损伤，如附着区的部分撕裂，愈合不完全，经继续机械作用，撕裂渐扩大；或在局部退变的基础上继续承受应力，或再次较小的外伤，出现新的撕裂。

（4）韧带损伤后的晚期改变（假性原发性退行性变）：韧带损伤，膝关节不稳定，加重了半月板的负担。前内侧旋转不稳定，常继发内侧半月板后角的退变撕裂；前外侧旋转不稳定，则多引起外侧半月板后角的同样改变。

三、临床表现与诊断

1. 临床表现

临床常见肿、疼、响、锁四个症状。

（1）肿胀：半月板损伤继发的膝关节肿胀多不明显。

（2）疼痛：最常见的症状，且局限在内侧或者外侧的关节间隙。对于疼痛位置模糊，或者不能分清内侧还是外侧的疼痛，则髌骨软化症或者髌股关节病的可能性大。

（3）弹响：并不常见，多见于盘状半月板，要鉴别紧张的髂胫束在股骨大转子的弹响。

（4）交锁：也不常见，其位置固定，故可与关节内游离体引起的交锁相鉴别。

2. 体征

（1）股四头肌萎缩：常见，但没有特异性。

（2）胫股关节隙的压痛：可与摇摆试验同时做。

（3）过伸痛或过屈痛：前者常提示接近外侧半月板前角损伤，后者则提示接近半月板后角的损伤。

（4）摇摆试验：是诊断半月板损伤首选的体格检查试验。检查者一手握住患者足跟，另一手拇指置于胫股关节间隙，最重要的是让患者放松，轻轻内外翻或屈伸膝关节，感受胫股关节间隙的疼、凸和响，若三者同时出现其诊断准确性高（图7-2）。

（5）麦氏征试验（McMurray test）：检查方法为患侧膝髋关节完全屈曲，检查者手指指腹于关节间隙处触诊，然后将小腿外翻外旋或者内翻内旋，在维持这种应力下将膝关节逐渐伸直，出现弹响或者疼痛者为阳性（图7-3）。试验多引起患者不适，做时手法要轻柔，膝关节活动范围要从完全屈曲到完全伸直。此外，检查者要将拇指和中指分别置于内外侧胫股关节间隙，感受疼痛或弹响的位置，以帮助定位。

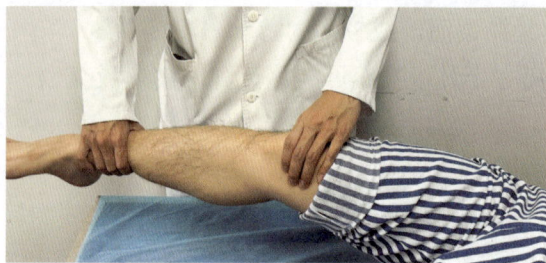

图7-2　摇摆试验

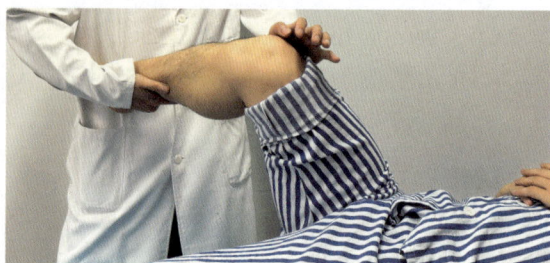

图7-3　麦氏征试验

3. 影像学检查

（1）MRI检查：MRI检查是半月板损伤首选的诊断方法，半月板的扫描层厚、部分容积效应等对诊断有一定的影响。半月板损伤的MRI诊断主要依靠矢状位和冠状位，正常半月板呈黑三角形，且边缘锐利。半月板损伤在MRI可分为Ⅰ、Ⅱ、Ⅲ度信号。

Ⅰ度信号：半月板内球形或不规则信号，没有波及半月板关节面，组织学显示半月板黏液样变性；Ⅱ度信号：半月板内线状信号，没有波及半月板关节面，但可延伸到半月板关节囊结合部，显微镜下显示有纤维软骨的破碎和分离；Ⅲ度信号：半月板内信号通达半月板表面，提示半月板撕裂。只有Ⅲ度信号在关节镜下才能见到半月板的裂口。MRI显示半月板变小、变形或者游离缘变钝，也提示半月板损伤。半月板桶柄状撕裂，也称提篮样损伤，多见于内侧半月板，在冠状面上表现为半月板变小、游离缘变钝，撕裂部分进入髁间窝，矢状位上可以呈现双后交叉韧带征。

（2）X线造影：通过膝关节穿刺向关节内注入造影剂，容易出现假阳性。随着MRI的广泛应用，该法已较少使用。

（3）CT造影：对于MRI无法确诊、临床又高度怀疑的病例可以应用膝关节CT造影，半月板损伤的表现为造影剂进入半月板轮廓内。

四、治疗

1. 半月板的血液供应

血液供应是半月板愈合的关键。内侧、外侧和中膝状动脉为每个半月板的下、上面提供主要的血液。半月板前毛细血管网起源于这些动脉的分支。只有10%～30%的半月板边界接受直接的血液供应。外侧半月板的囊膜附着量少于内侧半月板，因此灌注量较少。每个半月板的其余部分（70%～90%）通过滑膜液的扩散获得营养。因此，半月板的区域划分与这种有限的血液供应相对应：灌注良好的周围为红区，中间为红白区，无血管边缘为白区。半月板滑膜交界处 3 mm 内的撕裂被认为是血管性的和可修复的，但距离该交界处大于 5mm 的撕裂被认为是无血管的，通常是不可修复的。正是这个原因，大多数半月板撕裂需要手术切除而不是修复。

2. 治疗

及早诊断和治疗对半月板损伤至关重要，原因是：①半月板损伤越新鲜，其愈合可能性就越大；②半月板损伤后不及时治疗将会继发关节软骨损伤。半月板红区愈合能力最强，红白区次之，白区最差。从损伤类型来说，单纯纵裂因为最稳定，也最容易愈合。

（1）保守治疗：并不是所有的半月板损伤都需要手术治疗，对于半月板红区的纵裂可以通过直夹板固定 4～6 周来使损伤的半月板愈合，但是医生必须通过 MRI 阅片来准确判断半月板损伤的部位和类型。

（2）手术治疗

①手术指征：膝关节伸直受限，交锁、肿痛明显，或者反复发作，影响日常生活或者体育运动。随着关节镜技术的发展和普及，切开的半月板手术已经被摒弃；随着对半月板功能重要性的认识不断深入，半月板全切也越来越少用。

②半月板手术的治疗原则是：适合缝合的半月板尽量缝合，只切除不稳定的、引起症状的损伤部分，尽可能多地保留半月板组织。

③半月板损伤的手术方式：包括半月板切除、半月板缝合和半月板移植。根据半月板切除的多少，半月板切除术可以分为半月板部分切除术、半月板次全切除术、半月板全切术。半月板缝合技术包括 inside-out 技术（自内向外技术）、outside-in 技术（自外向内技术）、all-inside 技术（全关节内技术）。

另外，一些损伤无法通过常规的半月板修复或者部分半月板切除术治疗，对于较为年轻却不得不进行全半月板切除术或近全半月板切除术的患者，也可以选择同种异体半月板移植术、合成半月板替代品和半月板再生胶原支架等新技术。然而，这些技术的适应证与禁忌证都较为严格，长期疗效仍有待进一步随访研究。

五、研究进展

对损伤半月板尽可能采取修补术是目前推崇的治疗理念，但单纯半月板修补术后愈合，尤其是无血管区和退行性损伤修补后愈合率并不理想。对此，目前研究集中于通过生物增强技术改善半月板修补术后愈合，包括纤维蛋白凝块、富血小板血浆（PRP）和干细胞治疗等技术。然而，其疗效文献报道并不一致，且缺乏不同方法间的对比研究，因此现阶段仍需慎重选择生物增强修复技术的适应证。积极采取半月板修补策略符合运动医学"功能至上，重返运动"的宗旨，但半月板较差的血供与有限的愈合能力始终是半月板修补的难题和挑战，进一步提升修补技术，使用新型生物增强修复材料，制定个体化康复方案，将是未来的重要研究方向。

第二节　膝关节交叉韧带损伤

交叉韧带是膝关节中的重要韧带之一，在维持膝关节稳定性上起着重要作用。前交叉韧带撕裂是最常见的膝关节损伤，主要由非接触性运动引起。在美国，每 3000 人就有 1 例前交叉韧带撕裂发生。前交叉韧带撕裂常发生于篮球、足球、滑雪等膝关节负荷高且扭转动作较多的运动员中。而后交叉韧带损伤很少单独发生，约 95% 与其他韧带损伤同时发生。交叉韧带的损伤会严重影响患者膝关节的稳定性及功能，若未得到及时正确的治疗，将有极大概率造成膝关节继发损伤，如半月板损伤、软骨损伤及创伤后骨关节炎。

一、解剖概要

1. 结构与功能

前交叉韧带（ACL）是控制无负荷膝关节前移位的主要结构。在股骨侧，前交叉韧带的前边界是股骨外侧髁内侧壁上的一个骨脊，通常被称为住院医师嵴（resident's ridge）。在胫骨侧，前交叉韧带后缘位于胫骨隆起底部内侧和外侧髁间结节之间的脊处。前交叉韧带在整个活动范围中不同的部分绷紧（图 7-4）。基于前交叉韧带的不同功能，分为前内侧条带和后外侧条带。两个束是指胫骨端的前内侧束和后外侧束。孤立的前内侧束撕裂对前抽屉试验有更大的影响，而孤立的后外侧束撕裂对 Lachman 试验的影响更大。后外侧束在抵抗外旋和内旋方面也起着重要的作用。当 ACL 完全断裂后，前抽屉试验的主要阻力由内侧副韧带（MCL）产生，因此当伴随前交叉韧带损伤时，对内侧结构损伤的加重会进一步损害前向的稳定性。

后交叉韧带（PCL）被认为是最重要的膝关节韧带，因为它的横截面积宽大、抗拉强度高，并且位于膝关节的中轴位置。PCL 的抗拉强度几乎是 ACL 的两倍，它提供了限制胫骨后移位 95% 的阻力。PCL 位于膝关节的中心，并作为膝关节做屈伸和旋转运动时的轴线。与 ACL 一样，PCL 是一个连续的束，不同的部分在整个活动范围中被绷紧，构成韧带主体的前部在屈曲时收紧，而较小的后部在伸展时收紧（图 7-5）。PCL 起源于股骨内侧髁外侧的后部，并止于胫骨的后表面。股骨足印由其近端边界的一个内侧髁间脊和一个内侧分

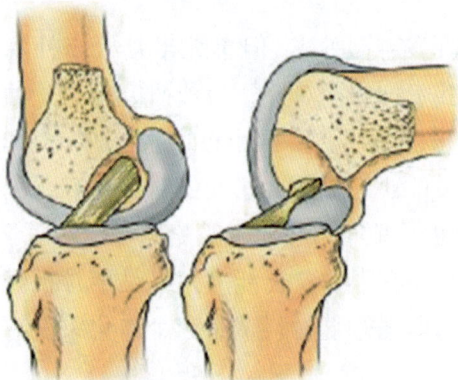

图 7-4　ACL 示意

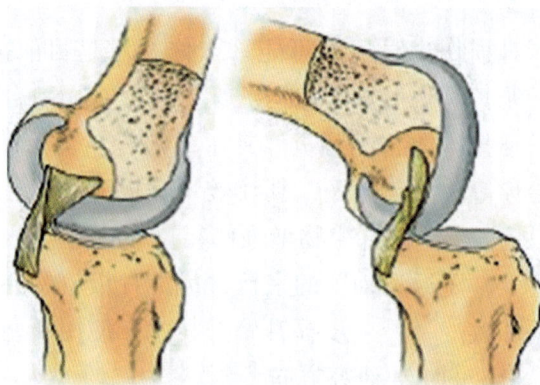

图 7-5　PCL 示意

叉脊组成，有时会分隔两个功能束。止点位于关节面以下约 1cm 处被称为髁间突后部。位于 PCL 前方，连接外侧半月板后角和股骨内侧髁的是 Humphrey 韧带（图 7-6），Wrisberg 韧带通过 PCL 的后方附着在 PCL 上。这些板股韧带可作为后交叉韧带断裂后膝关节的次级稳定结构，这些结构的存在可能解释了孤立的 PCL 断裂时无法引出后抽屉试验的原因。

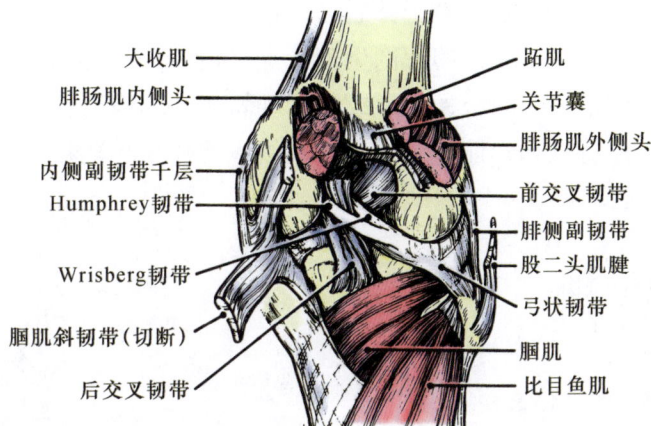

图 7-6　Humphrey 韧带示意

最后，前交叉韧带的体感功能越来越被认可；完整的前交叉韧带包含机械感受器，能够检测张力的变化，有助于对动态活动中膝关节运动的方向、速度和加速度的体感反馈。据估计，1% 的 ACL 组织由神经纤维组成，这些神经纤维主要密集分布于滑膜下层，并在韧带止点部位形成神经末梢包裹。

2. 稳定结构间的协同作用

静态稳定结构与动态稳定结构通常发生协同作用，韧带内有无髓神经纤维，运动时韧带受到张力，即反射地引起相应的肌肉收缩，限制膝关节异常活动，保持稳定，称为韧带肌肉反射（ligament-musculer rellex）。如肌肉控制失效，则只有韧带与关节囊的静态稳定作用。韧带组合之间也存在协同作用，各组韧带的限制功能可参考表 7-1。

表 7-1　韧带间的协同作用

应力	功能	起限制作用的韧带（按主次排列）
外翻	伸直	① MCL; ② ACL; ③ M Caps L; ④ PCL
	屈曲	① MCL; ② ACL; ③ PCL
内翻	伸直	① ACL, LCL; ② PCL
	屈曲	LCL
过伸		① MCL; ② PCL&ACL
前移		① ACL; ② MCL
后移		PCL
外旋	屈曲	① MCL; ② ACL, LCL; ③ M Caps L
	伸直	ACL, MCL
内旋	屈曲	① ACL, PCL; ② LCL
	伸直	① ACL; ② LCL; ③ PCL

交叉韧带与半月板紧密相连。前交叉韧带胫骨止点有纤维与内侧半月板前角相连，前方又有横韧带将内、外侧半月板连接；外侧半月板后角有半月板股骨韧带（Wrisberg 或 Humphry 韧带）与后交叉韧带并行。如此，两半月板与前、后交叉韧带在膝关节内形成一个"8"字形结构。再加上内侧副韧带与内侧半月板紧密连接，半月板髌骨韧带附着于内、外侧半月板前缘，半膜肌、腘窝又分别附着于其后缘，这些组织共同保持膝关节在三个轴向上按照一定的规律稳定运动。交叉韧带的解剖生理特点又恰似一交叉的四边形闭合链，在伸屈过程中，前、后交叉韧带之间的交叉点形成的运动轨迹即相当于膝关节的瞬时运动中心的轨迹。交叉韧带的这一特点和骨性结构以及其他组织的作用相辅相成，共同制导膝关节按照一定的方位和步骤运动。

二、临床表现与诊断

（一）前交叉韧带损伤

1. 病史和症状

ACL 损伤通常见于膝关节屈曲时外翻损伤，其次还可见于膝关节过伸损伤和膝关节屈曲位支撑时大腿被撞导致股骨髁向后错动时。这些情况多发生在运动时，尤其是橄榄球、足球、篮球等对抗比较剧烈的运动，还常见于在欧美国家特别流行的滑雪运动，尤其是对膝关节要求非常高的自由式滑雪。一般地，患者损伤时，都会有前面所介绍的受伤动作，多数患者会感觉到膝关节内明显的撕裂或者错动感，伴有明显的疼痛，通常当时因无法支撑而倒地，很快会出现关节肿胀，影响屈伸活动，通常需要经过 2～3 周症状才能明显缓解。而陈旧损伤患者则通常会有明显的做急转、急停、斜切等动作时的膝关节不稳感，甚至反复扭伤。

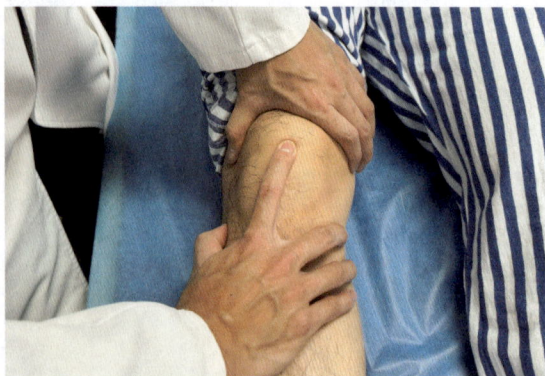

图 7-7　浮髌试验

2. 体格检查

急性期多数患者可出现膝关节肿胀，浮髌试验阳性（图 7-7），膝关节经常因肌肉的保护性痉挛而固定于轻度屈曲位，拒绝搬动或者活动。而对于陈旧损伤患者，通常可以通过特殊体征的检查来确定诊断，即 Lachman 试验、前抽屉试验和轴移试验。轴移试验在清醒的患者有时候不一定容易引出，但在麻醉后最为明显，所以临床上经常将其用在麻醉后对于膝关节不稳的检查。

（1）前抽屉试验 (anterior drawer test, ADT)：患者仰卧，屈膝 90°，放松，检查者以臀部固定患者双足，双手握住小腿上段，拇指压在胫骨结节下方做前拉动作（图 7-8），如胫骨平台相对于股骨明显前移（移位大于 5mm），则提示 ACL 断裂。垂腿前抽屉试验，患者坐于床缘，双膝屈 90°垂于床下，检查者双膝夹住患足，双手握胫骨上端做前向抽动。因为此位置患者肌肉更能放松，所以检查结果更准确。其阳性意义同前抽屉试验。

（2）Lachman 试验：患者仰卧，放松，检查者以同侧手握持同侧患肢胫骨上段内侧，另一手握股骨远端外侧，微屈膝（15°～20°），双手反向用力，使胫骨向前股骨向后（图 7-9），如见胫骨明显向前移位则试验阳性，考虑前交叉韧带断裂可能。Lachman 试验是 ACL 损伤标准的查体流程，阳性率约 94%。

（3）Macintosh 外侧轴移试验（Macintosh lateral pivot shift test，简称 Pivot shift test 或 Pivot 试验）：以右膝为例，患者仰卧，检查者右手握持患肢足踝使小腿内旋，伸直膝关节，左手置于腓骨小头下方，双手施加外翻力，并逐渐使患膝屈曲（图 7-10），此时，由于股骨后沉及髂胫束等的前向牵拉作用（此时髂胫束位于股骨外侧髁瞬时中心前侧），造成胫骨外侧髁的前向半脱位。当屈膝到 20°～30° 时，由于髂胫束移到股骨外侧髁瞬时中心后侧，对胫骨外侧髁产生强烈的后向牵拉力，迫使半脱位的关节复位，检查者可感觉或者看到复位时的弹跳及错动，患者因其与平时产生症状时的错动感一致，常有恐惧、疼痛，拒绝多次重复检查。轴移试验是 ACL 损伤敏感度较高的体征，阳性率约为 98%。

（4）Hughston 急跳试验（Hughston jerk-test）：其检查方法与 Macintosh 外侧轴移试验相反，小腿内旋后膝关节由屈曲 90° 到逐渐伸直（图 7-11），在伸直到 30° 左右时，可感到胫股关节外侧半脱位的弹跳感，即为阳性，表示前交叉韧带松弛。

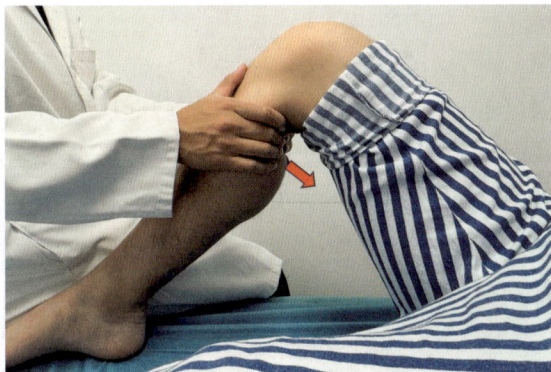

图 7-8　前抽屉试验

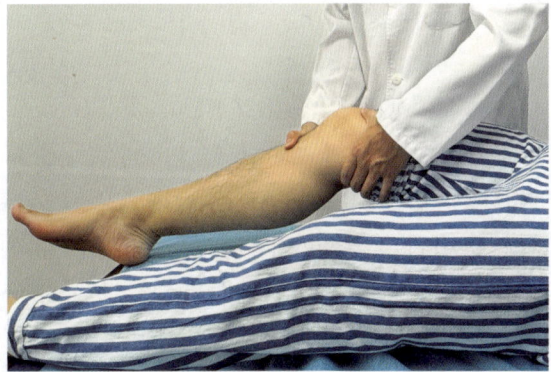

图 7-9　Lachman 试验

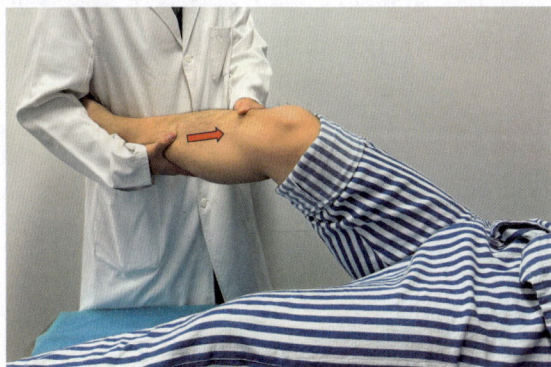

图 7-10　Macintosh 外侧轴移试验

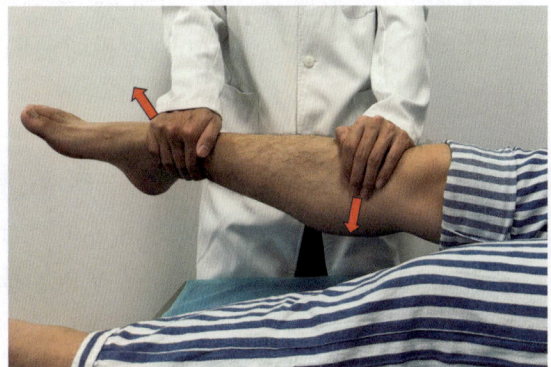

图 7-11　Hughston 急跳试验

3. 影像学检查

最常用、最敏感有效的影像学检查项目是磁共振成像（MRI）。以往有报道其诊断急性 ACL 损伤的敏感性为 91.5%，准确性为 93.6%。前交叉韧带完全断裂的影像学表现主要是韧带连续性中断，断端游离并失去张力。部分损伤通常表现为韧带走行区信号和走行方向改变，出现局限性高信号以及韧带边缘波浪状等。

X 线检查对 ACL 断裂诊断的作用相对来说较小，但通常也需要作为常规来检查：一是这种检查便宜方便，二是它经常可以提供诊断线索。例如，前交叉韧带下止点的撕脱骨折（髁间棘撕脱骨折），通常可以直接由 X 线确定诊断。有些 ACL 断裂的患者还可以出现胫骨髁外侧上缘的撕脱骨折（Segond 征），通常可以间接确定有 ACL 断裂。其形成原因可能是 ACL 断裂引起的关节不稳，最终导致外侧关节囊韧带胫骨附着部撕脱。另外，还可以采用双侧前抽屈位的对比 X 线照相检查 ACL 功能，如果患侧胫骨向前方移位超过 5mm，通常具有诊断意义。

其他辅助检查，如 Rolimeter 测量仪、KT 1000 或者 KT 2000 测量仪等。这几种仪器都是常用来检测双侧膝关节前向松弛度差异的，尤其在麻醉放松的状态下，可以直接测出双侧松弛度差值，确定诊断。

（二）后交叉韧带损伤

1. 病史和症状

后交叉韧带（posterior cruciate ligament，PCL）损伤多发生在过伸伤和屈膝时胫骨近端前方受到大而迅速的冲击力这两种情况下（如乘客坐位时突然急刹车，导致胫骨结节撞击前方座椅后背；骑摩托或自行车意外摔倒导致膝关节屈曲时胫骨结节部位着地撞伤等）。患者受伤后急性期的主要症状是膝关节的肿胀和疼痛，以及功能受限。慢性期则可表现为膝关节的前后向不稳定（向后的错动感）、下楼梯打软及膝前痛等。

2. 体格检查

最主要的体格检查阳性体征是胫骨近端（结节）塌陷和后抽屉试验阳性。

（1）胫骨近端塌陷（Sag sign）：患者仰卧，屈髋，屈膝 90°，足支撑于床上，胫骨近端向后下塌陷即为阳性，用力向后推时更明显。注意双侧对比，多提示 PCL 断裂或（和）后外侧结构损伤。

（2）塌陷试验（drop back test）：患者仰卧，屈髋 90°，屈膝 90°，检查者托持其足踝部，观察双侧胫骨前缘曲线，如患侧胫骨结节塌陷则提示 PCL 撕裂。

（3）后抽屉试验（posterior draw test，PDT）：检查体位同前抽屉试验，检查者向后推胫骨（图 7-12），如有移位，则支持有 PCL 损伤。

3. 影像学检查

和 ACL 一样，MRI 检查同样是临床上常用且敏感性很高的方法。PCL 断裂经常发生在中段，故往往可以看到 PCL 中段信号强度改变、形态改变（主要是增粗）或者信号中断甚

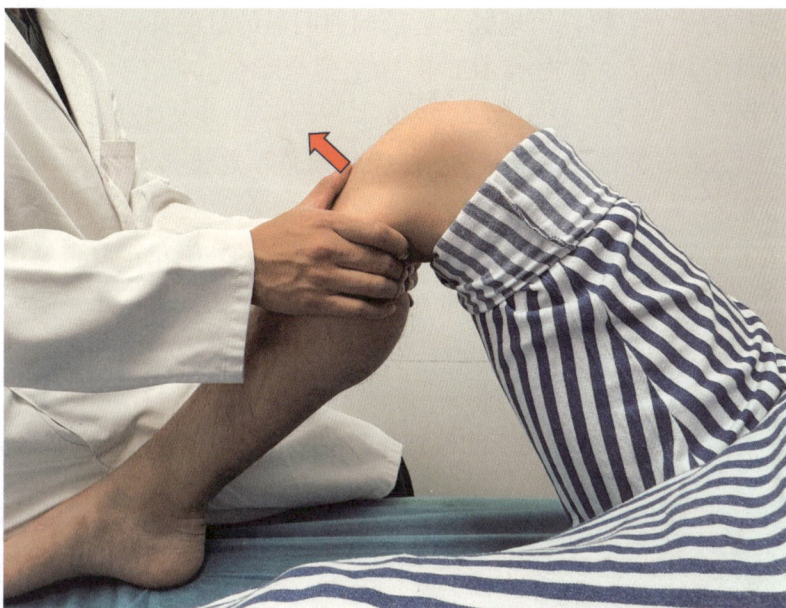

图 7-12　后抽屉试验

至部分消失（陈旧病例）。部分断裂也常见到，主要表现为韧带影像连续性尚可，但韧带内部出现局限性长 T1、T2 等异常信号，或韧带局限性变薄，或局部边缘呈波浪状。

在临床上，X 线检查的应用 PCL 比 ACL 要多一些。因为双侧对比的后抽屉位 X 线检查不但非常有助于确定诊断，而且还可以测量其松弛程度（胫骨后移的距离），帮助确定是否需要手术治疗。另外，PCL 也可以发生下止点撕脱骨折，如果骨折块有移位，通常可以在 X 线侧位像上比较明显地看出来。

其他辅助检查，也可以应用 KT 1000 或者 KT2000 测量仪来检查其松弛程度，但其测量角度一般是在屈膝 70°～90° 之间。

（三）联合损伤

膝关节韧带的联合损伤其实也是非常多见的，如 ACL 和 MCL 联合损伤、PCL 和外侧副韧带甚至后外侧结构联合损伤，而且，韧带损伤还经常可以合并关节内结构（如半月板、软骨等）损伤，故有时诊断就会比较复杂，如果能够更全面地做出诊断，会对治疗和手术有更好的指导意义。下面列举几种较常见的联合损伤。

1. ACL 和 MCL 的联合损伤

这是膝关节韧带最常见的联合损伤，急性期还经常合并外侧半月板损伤，被称为"膝关节损伤三联征"，概率可以达到 58.3%。损伤机制与单纯 ACL 损伤相似，多数为膝关节屈曲外翻外旋损伤。急性损伤的症状也与 ACL 断裂相似，只是多数患者肿胀和疼痛更加明显，膝关节通常保护性固定于轻度屈曲位，不敢活动。如果是陈旧性损伤，可以表现出前向及内侧不稳定，松弛一般比单纯 ACL 断裂更加明显。

体格检查发现：在急性期主要就是兼有 ACL 损伤和 MCL 损伤的体征，而慢性期则可以出现前内侧不稳定的阳性体征，就是在做 ADT 试验的同时，将膝关节做最大外旋，然后再进行前抽屉动作的检查，可以出现胫骨近端向前明显的过度移位（与健侧对比），而且如果抵抗感也同时消失的话，常提示 ACL 和 MCL 完全断裂。

2.PCL 和 LCL 联合损伤，或者 PCL 与后外侧角结构（后外侧结构，posterior lateral corner) 的联合损伤

这也是膝关节韧带一种比较常见的联合损伤方式。后外侧角主要包括 LCL、弓形韧带和腘肌腱。当然，同时也会损伤此部分的关节囊结构。损伤机制主要是膝内翻位过伸，或者因膝于过伸位胫骨前方突然被撞击所致。体格检查通常表现为内翻应力试验阳性，尤其是屈膝 30°时更加明显；PDT 试验阳性；后外旋松弛、不稳定，在做 PDT 试验时，将膝关节做最大外旋，然后再进行后抽屉动作的检查，可以出现胫骨近端向后方明显的过度移位（与健侧对比）。

三、治疗

只有少数韧带损伤患者可以行保守治疗，这些患者主要是韧带的不完全断裂，不引起急性不稳定者。完全断裂而又暂时未出现不稳定者，如 ACL 的单独损伤，或一组韧带中的某束断裂，如 ACL 的前内束，M Caps L 的后斜韧带断裂等，都不应该以保守治疗作为首选。在诊断已经明确排除了韧带的完全断裂后，作为韧带损伤仍需以外固定保护，长腿石膏固定于屈膝 30°位 4～6 周，待其修复。如使用可控式支具，则可在伤后 3 周开始，将膝关节的活动控制在 30°～ 60°之间，其间应尽早开始锻炼股四头肌和腘绳肌。韧带损伤可行保守治疗者主要是 MCL 或 M Caps L 的损伤。急性韧带损伤的手术目的主要是早期修复。部分可以修复的损伤，不使其发展成为晚期的不稳定。手术治疗一般分为修复手术和重建手术。

1. ACL 修复手术

ACL 有三种主要的断裂方式，即：①自胫骨附着区撕脱，往往带有较大的骨块。对向上移位较少者，既往有人采用伸直位石膏固定，使骨块接近的方法。此法实不可取，因伸直位石膏极不舒适，甚至会引起腓总神经牵拉而出现麻痹，而且将来会因骨折位置不良而造成伸膝障碍。因此，解剖复位实属必要。②自股骨髁附着区撕脱，未见骨块被撕脱者。撕脱之断端多呈斜向，即至少有部分是从根部断裂者。此断端有时因外周的滑膜完整而被掩盖。如注意检查，可隐约看见滑膜下有血迹，当切开滑膜后即可见。③自体部断裂，多参差不齐。

（1）自胫骨附着区撕脱带有骨块者：应解剖复位。自胫骨结节内侧斜向外上，以粗克氏针钻通两个孔直达撕脱之骨床穿出，再经 ACL 根部以尼龙线或钢丝贯穿后将骨块引向骨床，并分别自两个针孔将线引出，于胫骨前方拉紧结扎牢固。如无骨块，则可用同样方法拉紧缝合后，游离一脂肪垫覆盖缝合于 ACL 的表面。在关节镜监视下复位固定不仅简单易行，而且手术创伤远较切开者为小。

（2）自股骨附着区撕脱者：用尼龙线缝合将残端引出骨隧道，或引向后方，自股骨外髁顶部绕过，固定于股骨外髁部坚厚的软组织上，但难以恢复关节的稳定，现已基本放弃。

2. 半月板代 ACL

当 ACL 断裂严重而无法行任何术式的自体修复时，曾有人利用内侧半月板代替。由于目前已充分认识到半月板在膝关节功能中的重要作用，因此决不可随意切除，而且半月板更无法转化为韧带组织，因此此法也已放弃。

3. PCL 修复

与 ACL 断端相似，自胫骨附着区撕脱者，有时带有较大的骨块，而自股骨附着区撕脱者，骨块罕见。自股骨撕脱的断端，如被拖向后方，则仅可见股骨内髁附着区呈现的骨床，需将 PCL 自后方牵出才能修复。而自胫骨附着区撕脱者，有时会拥挤于髁间窝前方，需从膝前方进入关节才能探查到。

（1）自胫骨附着区撕脱带有骨块者：骨块往往较大，多可用骨松质拉力螺钉固定。经 X 线检查证实确有骨块者，不必自前方探查，而应直接采取后侧入路。将骨块复位后以 1 枚松质骨螺钉固定，或以钢丝通过钻孔牵拉骨块使之紧贴骨床。

（2）PCL 自胫骨附着区撕脱不带有骨块者：先自前内侧入路显露关节，或在关节镜下进行探查，再行后内侧切口，屈膝 90°，将腓肠肌内侧头牵向后方以充分显露胫骨附着区，将撕脱的 PCL 断端拉紧，以尼龙线贯穿缝合备用。从前方插入导钻，自前向后平行钻孔直达后方胫骨附着区，其高度宜在关节面下 0.5cm 处。将 PCL 的贯穿缝线分别由导引器经两平行孔道轴向胫骨前方拉紧结扎。

（3）PCL 自股骨附着区撕脱者：同 ACL。

4. ACL 的解剖重建手术

前交叉韧带重建术是最常见的骨科手术之一，在美国每年有超过 10 万人需做前交叉韧带重建术。随着竞技体育和全民体育在我国的广泛开展，前交叉韧带断裂患者也日益增多。前交叉韧带断裂后所带来的疼痛、关节不稳、继发关节软骨和半月板的损伤均严重地影响着患者的正常运动和生活，目前由于前交叉韧带重建术良好的可预期效果使得这一手术也变得越发普遍。大多数前交叉韧带断裂患者都希望通过手术恢复关节的稳定，能够重新进行急转急停、变向跑等剧烈运动。前交叉韧带重建手术的方法和移植物多种多样，需要医生根据患者的活动量、从事的运动、有无软骨和半月板损伤以及其本身的预期等来选择最佳的手术方案。

（1）移植物的选择：ACL 重建的目标是试图在解剖上和生物力学上恢复正常的前交叉韧带。当已经决定需要进行 ACL 重建后，移植物的选择是非常重要的一点。常用的移植物包括多种自体、异体移植物，以及人工韧带。理想的移植物应该是能恢复关节受伤前的生物力学特性，能够快速和完全地与组织相容，能提供坚固的早期固定强度，从而承受康复中的应力，以及不造成取移植物的副损伤，很显然，目前还没有这样理想的移植物。

自从前交叉韧带重建术出现以来，很多种自体移植物都被采用过。由于骨-髌腱-骨复合体自体移植物（BPTB）能快速地达到骨骨愈合，可提供满意的强度以及良好的临床稳定性，曾经在很多年中作为主要的前交叉韧带重建的移植物。而随着移植物固定技术的发展，近年来自体腘绳肌腱（HGs）越来越多地被广泛使用，临床也出现了大量的对这两种最常用的移植物效果进行对比的研究。自体股四头肌肌腱应用相对较少，对于多数医生并不将其作为首选的移植物。而曾经关节外手术重建使用过的髂胫束随着解剖重建技术的出现已经基本被放弃了。异体移植物包括髌腱、跟腱、股四头肌肌腱、腘绳肌腱、胫前肌腱和胫后肌腱。

移植物在体内需要经历改建塑性过程才能与机体彻底相容，而愈合后移植物的强度和刚度也远达不到移植时的状态。移植物在骨道内愈合形成末端的过程对于最终 ACL 的强度也至关重要。与软组织移植物相比，骨–髌腱–骨复合体自体移植物可以提供骨性愈合，快速而坚固。通常，软组织肌腱需要约 12 周的时间才能完全愈合，而骨性移植物 6 周就已经愈合。异体肌腱同样要经历类似的改建塑性过程，动物实验已经证明异体移植物较自体移植物愈合的时间要显著延长，故建议对于异体肌腱移植物患者进行更长时间的保护。移植物的固定装置必须提供足够的强度来对抗康复过程中移植物所受到的应力，事实上，在重建后早期移植物固定点往往是最薄弱的区域，早期的失败也多是发生在固定装置上。

各种移植物都有一些与其相关的并发症，如 BPTB 常见的并发症有膝前痛、跪地疼、髌下支损伤后的麻木、活动范围受限、早期退变及股四头肌力量减弱等。HGs 由于相对创伤及并发症较少而被越来越多的医生使用，但是其同样也会有膝前痛和屈膝受限的问题。异体肌腱虽然没有取材的并发症，但是其所带来的感染和疾病传播的危险及塑形时间长的缺点也不能被忽视。究竟何种移植物更好目前仍存在争议。自体 BPTB 和 HGs 仍是目前最常用的移植物，多种异体肌腱移植物的使用量近年也在不断增加。

（2）单束前交叉韧带解剖重建术：随着关节镜技术的不断发展，镜下前交叉韧带重建术已经取代了传统的切开 ACL 重建术，目前如无特殊情况，前交叉韧带重建术基本都是在关节镜下完成的，也即在关节镜下，分别在 ACL 股骨和胫骨止点处制备胫骨和股骨骨道，将移植物穿入骨道，两端固定后，移植物即成为了重建的前交叉韧带。所谓的单束前交叉韧带解剖重建就是将股骨和胫骨骨道的位点均位于 ACL 解剖止点内，用一束移植物完成重建。单束重建技术仍然是目前 ACL 重建术中最常用的技术，成功率在 70% ～ 95%。

（3）双束前交叉韧带解剖重建术：尽管单束前交叉韧带重建术取得了满意的临床效果，但仍有一部分患者经过手术后仍有不稳感，同时一些患者手术后仍会发生影像学上的关节退变，疼痛，不能恢复伤前的运动，手术似乎并没有完全恢复正常 ACL 的功能，故近年来有学者提出了双束前交叉韧带重建的理念和手术技术。事实上，解剖学已经证实前交叉韧带由功能性的前内束和后外束两束结构构成，前交叉韧带不光控制前向稳定，同时也有旋转稳定的功能。基于这些发现，同时重建 ACL 前内和后外两束的方法在临床得到了应用，也就是在股骨和胫骨分别依照 ACL 前内和后外束止点制作股骨双骨道和胫骨双骨道，将前内束移植物和后外束移植物分别引入各自的骨道进行重建的手术。理论上讲，双束前交叉韧带重建有如下优点：首先其从解剖上和生物力学上更接近解剖生理的双束状态；其次由于其具有双骨道，故韧带与骨壁接触的面积较单束移植物更大，更易愈合；双束移植物的横截面积和止点面积都要大于单束移植物，再生的神经感觉末梢数量可能也更多，有利于本体感觉的进一步恢复。当然，其手术操作相对复杂，创伤更大，并发症也更多，手术失误的机会也更多。目前，临床上大部分的单双束对比研究也未证明在稳定性和功能上双束 ACL 重建较单束 ACL 重建有明显的优势，故双束 ACL 重建术的应用仍存在争议。

5. PCL 的解剖重建手术

常用的移植物仍是 BPTB、HGs、股四头肌肌腱和异体肌腱，而前两者仍是最常用的移植物。关于 BPTB 和 HGs 的优缺点的争论也已经进行了多年。由于 PCL 损伤患者胫骨后移，会有髌股关节压力增高的情况，故有人认为在这种情况下尽量不从伸膝装置取材，而倾向采用自体 HGs。其优点在于取材简单，副损伤小，不干扰伸膝装置和髌股关节，且由于是软组织故从骨道内穿过时比较容易，而这点对于 PCL 重建时尤为重要，因为 PCL 重建时骨道往往不在一条直线上，移植物的植入较重建 ACL 时困难许多。HGs 移植物的缺点在于，由于 HGs 是软组织移植物，故固定的牢靠程度不如带骨块的移植物，末端形成时间也较长，且有可能会对内侧稳定性有一定的影响。异体肌腱中股四头肌肌腱、跟腱、髌腱、胫前胫后肌腱等均可作为异体移植物，其优缺点在前交叉韧带移植物选择中已有过讨论。

由于后交叉韧带的解剖特点，表面滑膜丰富，血运好，手术时往往残端遗留较多，且其止点面积是韧带横截面积的 3 倍，如很多学者认为在后交叉韧带重建时应尽可能地保留其原有残端，对移植物的塑性和愈合以及本体感觉的恢复可能都有好处。

后交叉韧带重建技术多种多样，但目前应用最多的还是关节镜下单束重建的方法。解剖学和生物力学研究已经证实后交叉韧带分前外和后内两束，两束共同协作在不同角度控制关节后向稳定，前外束在关节屈曲时具有更强的张力，而后内束在关节伸直时张力高，其中前外束更粗大，功能上也更重要，故重建手术主要是单束重建后交叉韧带的前外束，临床效果也比较满意。

四、研究进展

近年来，学者们对修复技术进行了相应改进，主要包括两个方向：其一，改进前交叉韧带撕裂后膝关节恶劣的机械稳定性，为韧带损伤处产生纤维蛋白-血小板凝块提供机械层面的稳定环境，包括缝线锚钉修复（SAR）、内部支撑韧带增强修复（IBLA）、动态韧带内稳定修复（DIS）；其二，避免膝关节内恶劣的生物环境造成纤维蛋白-血小板凝块过早溶解，目前临床应用较成熟的技术为引入生物支架的前交叉韧带桥接增强修复（BEAR）。

第三节　内侧副韧带损伤

内侧副韧带（medial collateral ligament，MCL）是膝关节的主要稳定结构，其对抗旋转力和外翻力，据报道，在所有运动员膝关节损伤中 MCL 损伤占 7.9%。MCL 损伤导致膝关节外翻不稳，易发生退行性膝骨关节炎。直接的外翻力伴胫骨外旋是导致 MCL 损伤的最主要因素，绝大多数 MCL 损伤不需要手术治疗。

一、解剖概要

内侧副韧带（MCL）是膝关节最大的内侧结构，长度为 10～12cm。其股骨附着物位于内侧上髁的稍近侧和后方。MCL 有两种不同的胫骨附着体：在近端，它直接附着在半膜肌的前束的软组织上；在远端，它附着在距离关节线约 6cm 的胫骨后内侧上。MCL 的两个部分都是外翻和外旋负荷的主要约束因素，负荷反应大小受膝关节屈曲程度影响。单纯性 MCL 损伤发生在膝关节屈曲时受到外翻暴力，叠加旋转机制通常会导致多处韧带损伤，最常见的是前交叉韧带（ACL）撕裂。

二、病因与损伤机制

内侧副韧带损伤主要分为不完全和完全断裂。前者受伤机制主要是膝关节屈曲时小腿突然内收内旋，但其扭转力较小，不足以产生韧带的完全断裂。此类损伤多发生在股骨附着处。症状主要是受伤时膝内侧剧痛，又立即减轻，多数仍可继续从事运动或者比赛。

完全断裂则因损伤力量较大引起，其损伤部位主要位于韧带浅层的前部，其次是韧带股骨内髁附着点，再次是胫骨附着点。症状主要是受伤当时产生剧烈疼痛，很快又减轻，但随后又加重，继而半腱半膜肌、股二头肌等产生反射性痉挛保护，使膝关节固定于轻度屈曲位。

而对于陈旧性内侧副韧带断裂，则可以出现内侧不稳的症状，导致做膝关节外翻动作时膝关节有不稳感。

三、临床表现与诊断

1. 临床表现

本病一般都有明显外伤史。受伤时可听到有韧带断裂的响声，很快便因剧烈疼痛而不能继续运动或工作，膝部伤侧局部剧痛、肿胀，有时有淤斑，膝关节不能完全伸直。

2. 体格检查

急性期首先要检查压痛点，基本可由此确定损失的部位。急性期，在患者完全放松的情况下可以进行外翻试验检查，但因患者通常疼痛比较明显，不易放松。

对于陈旧损伤患者，通常就采用屈膝外翻位触诊内侧副韧带的张力以及 0°～30° 膝外翻试验（膝内侧开口感）来协助诊断（图 7-13）。通常与未受伤侧膝关节进行比较，开口增加小于 5mm 为一度损伤，5～10mm 为二度，大于 10mm 为三度。在完全伸展时，松弛程度

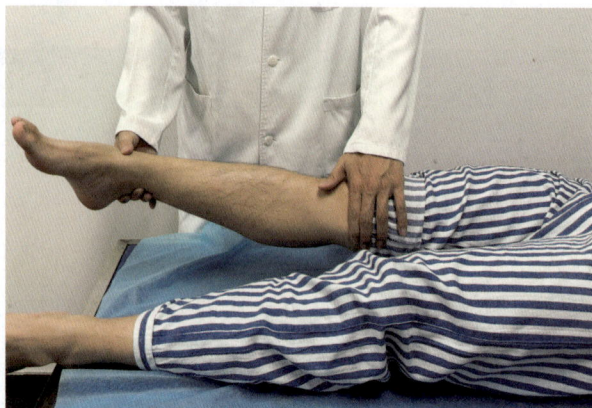

图 7-13　膝外翻试验

的增加表明有内斜韧带（POL）的损伤，也常提示有联合韧带损伤。

3. 影像学检查

X 线检查可以帮助确定膝关节外翻的程度，间接反映内侧副韧带松弛的程度。可以对损伤部位进行局部麻醉，然后将双膝关节置于被动屈曲外展位，摄双侧膝关节正位像，对比其内侧间隙的大小，如果患侧明显增大，则可以说明有内侧副韧带断裂存在。

另外，MRI 检查也是常用且重要的检查手段，并且可以通过 MRI 的影像学表现将 MCL 损伤进行分度。参考 Fetto 和 Marshall 的方法，将 MCL 损伤程度分为 3 度。

Ⅰ度：仅有很少量的纤维撕裂，在 MRI 上表现为韧带的肿胀。

Ⅱ度：完全的浅层纤维（胫侧副韧带）断裂，在 MRI 上也有同样的表现（但不包括浅层下止点完全断裂）。

Ⅲ度：深层（内侧关节囊韧带）和浅层均断裂，在 MRI 上表现为在Ⅱ度损伤的基础上，还有关节液外渗到内侧副韧带组织中。

超声检查是一种较经济的检查方式，可用于识别完整和受伤的膝关节内侧结构，包括深部和浅表 MCL、POL 和半膜结构及其附着物。缺点是检查需要一个熟练掌握技术的人员来进行操作判断，这使得这项检查在目前不那么常用。

四、治疗

单独 MCL 损伤的主要治疗方法是非手术治疗。由于 MCL 的血液供应、相对较宽的表面积、与其他二级稳定结构的关联，使得 MCL 具有较强的愈合能力，而不需要手术修复或重建。但对于联合损伤，如 MCL 合并 ACL 损伤，目前多数研究认为应早期重建 ACL，对 MCL 仍予以非手术治疗。

治疗方式主要是使用膝关节外固定支架（PKBs）来保护膝关节内侧结构，以防止第二次外翻损伤。支具也可以改善疼痛，让受伤的患者更积极地参与康复计划。鼓励早期运动和负重，并提高愈合反应的速度和质量。股四头肌和腘绳肌强化在治疗早期就开始使用，以防止退化和优化膝关节动态稳定功能。支具固定至少需持续 6 周。

当然，非手术治疗需除外部分较为严重的损伤，如大面积骨片撕脱、非手术治疗后持续性外翻不稳定等。

五、研究进展

大多数 MCL 损伤患者可以通过膝关节外固定支架和早期活动度锻炼进行保守治疗。尽管如此，目前有研究认为 MCL 损伤的手术指征包括 Stener-type 病变、前内侧旋转不稳定（anteromedial rotatory instability, AMRI）、膝关节多韧带损伤（multiligament knee injury, MLKI）和对保守治疗无效的慢性 MCL 损伤等，这些情况下的患者可能会从手术干预中受益。无论选择手术还是保守治疗，早期开始活动度锻炼仍是 MCL 治疗的关键部分，以防止关节纤维化。

第四节　髌骨脱位

由于髌骨处于浅表部位，髌股关节和伸膝装置的其余部分，如股四头肌肌腱、髌韧带是膝关节最易受到直接和间接损伤的部位。另外，连接躯干和下肢间的生物力学特点，在髌股关节间产生很大的接触压力。创伤性髌骨脱位并不多见，它有明显的外伤史，而复发性髌骨脱位，最常见的是向外侧脱位，偶尔可见到关节内脱位。不同于常见的复发性髌骨脱位，创伤性髌骨脱位常无明显的局部解剖结构缺陷，如髌骨和股骨髁的发育异常，以及软组织的解剖变异、髌骨止点的向外偏移、髌骨外侧软组织挛缩等因素。

一、解剖概要

髌股关节为一滑动装置，以股四头肌及髌韧带为拉力带。屈伸膝关节时由髌骨的内侧和外侧关节面滑行于股骨髁间形成的滑车沟及两侧的关节面上。高位髌骨是髌骨易脱位的因素之一。髌骨的两侧有稍厚的支持带，限制髌骨的侧方活动在正常生理范围内。髂胫束也有一部分纤维连接于髌骨外上方，对髌骨有一定的约束，而股四头肌内侧头向内上方牵拉。内侧头又分为纵头和斜头，纵头与大腿纵轴成15°～18°角，斜头与大腿纵轴成50°～55°角，其最低纤维几乎为水平位，因而有利于向内侧牵拉髌骨以拮抗股外侧头，保持髌骨稳定。髌骨在髌股关节内的活动受到起自髂前上棘和髋关节的股四头肌控制。若由于股四头肌的内外侧不平衡，外侧髌股支持带及髂胫束紧张，内侧髌股支持带松弛，股四头肌内侧头，尤其是斜头萎缩，也易发生脱位。若屈曲膝关节在20°～30°，只有髌骨的下1/3与滑车沟的上部接触，此时滑车沟较浅而不稳定，受到外力作用后，由于股四头肌收缩而将髌骨拉向外侧导致脱位。

股外侧肌及其扩展的外侧支持带与髂胫束的共同作用，是髌骨外侧移位牵拉的主要异常力量。当外侧结构超出了内侧支持结构间的平衡，髌骨外侧受到过度的压力，甚至可引起脱位。从轴位上看，外侧高于内侧，这对髌骨的外侧脱位或半脱位提供较大的阻力，但在创伤或有先天缺陷的病例，可造成不稳定状态。

二、病因与损伤机制

髌股关节可在多种情况下损伤，外侧脱位机制是，在膝关节屈曲情况下，股骨在外旋和固定的胫骨上强力内旋引起损伤。在股四头肌紧张的情况下，牵拉髌骨向外，如果内侧支持带撕裂，髌骨可滑出股骨外髁向外侧脱位。在髌骨的内下缘和股骨外髁之间引起剪力，这些部位的骨软骨骨折，可有力支持髌骨为何易向外侧脱位。若有异常解剖结构，脱位可发生在受到较小暴力的情况下。

三、临床表现与诊断

1.临床表现

髌骨急性脱位，患者感觉到膝关节突然剧痛，膝关节常可有明显肿胀，脱位的髌骨在膝关节伸直时极易自行复位，继而膝关节肿痛。这些症状可与半月板撕裂混淆。

2.体格检查

来院检查时，如脱位向外的髌骨未复位，在膝关节的外侧可发现有大的包块，关节血肿，内侧支持带部位疼痛。若发现髌骨内侧有瘀斑，明显的压痛，将髌骨向外侧推移时有松动感，膝关节不能屈曲，如果将复位的髌骨推向外侧有剧烈的疼痛或患者有恐惧感，则为恐惧试验阳性（图7-14）。屈膝时（通常在麻醉下）可发现髌骨向外移位，有这些症状即可明确诊断。

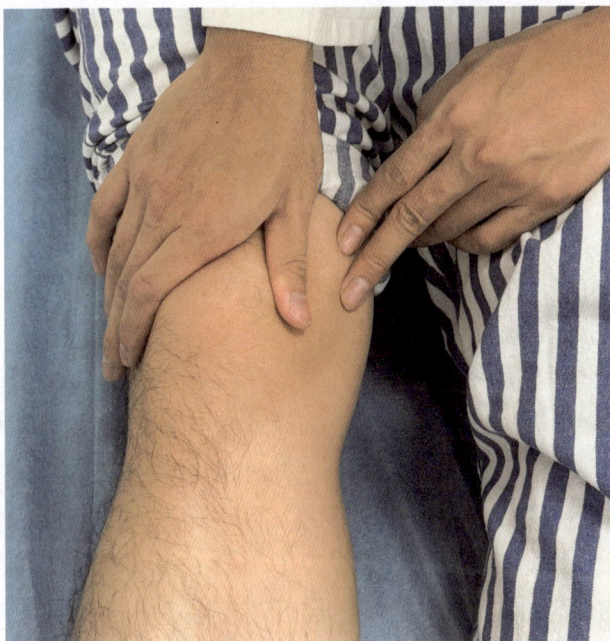

图7-14　恐惧试验

3.影像学检查

（1）X线检查：应摄标准的前后、侧位和轴位片。

①前后位：可评价股-胫角，内外侧间隙的改变，髌骨的大小、位置和完整性。在正常情况下，髌骨的中点应位于下肢轴线上或稍内侧，下极应位于两侧股骨髁最低点的连线上，若高于此连线2cm，应认为是高位髌骨。也可判断髌骨和髁的外形，是否存在畸形。侧位片有助于评估髌骨相对于关节线的高度。

②膝关节轴位：有助于判断髌股的关系和排除有无骨软骨骨折，如骨折片很小，就有可能在X线上漏诊。此时若做关节穿刺，如抽出的关节内血液有脂肪球，应考虑有骨软骨骨折。在脱位已复位，则诊断更为困难，可仅仅发现是内侧关节的疼痛和渗出，必须排除是否有骨软骨骨折。合并骨软骨骨折的常见症状是绞锁、打软腿和内侧触痛，而这些症状不是来自半月板或韧带。在膝关节接近完全伸直的情况下，髌骨不应该处于半脱位状态。

（2）CT检查：在急性髌骨脱位的情况下，关节肿胀、疼痛，患者常难以按照要求的屈曲角度做轴位片检查。在膝关节伸直位的情况下，股四头肌放松，可对髌股关节做任何一处的断面扫描，图像清晰，重复性好，便于测量和计算，是髌骨脱位检查的理想诊断方法。

一般来说，临床检查对软组织损伤的判断有较大意义，而放射学检查对骨结构的异常判断更为明确，两者不应偏废，对决定治疗方法有重要意义。若有结构异常者在早期不能及时处理，常易发生复发性脱位。总之，下列因素倾向于髌骨脱位：①Q角增大，如超过25°，由于在股四头肌收缩时，伸膝装置有成直线的倾向；②髌骨和滑车沟的发育异常，在髌骨关节面的嵴不够高或滑车的沟不够深；③髌骨关节面倾斜，女性更多于男性，其原因与膝外翻和Q角增大有关；④高位髌骨。Q角是指在伸膝位测量髂前上嵴至髌骨中心点连线和髌骨中心点到胫骨结节最高点连线的夹角（锐角），正常值为15°±5°。

四、治疗

在髌骨脱位采取治疗措施前，需对创伤病例的特点有明确认识，尤其对轻微外伤引起的髌骨脱位有更为重要的意义。一般来说，在来院时髌骨仍处于脱位状态者，常可用手法复位，在膝关节伸直位时，在髌骨外侧边缘挤压即能将脱位的髌骨复位。复位后应摄X线检查髌骨是否复位，应细致地检查有无骨软骨的碎片留在关节内，此常是髌骨向外脱位时与股骨外髁撞击产生的，有时也可见髌骨内侧缘由扩张部撕脱的小薄骨片。在复位前根据临床和放射学检查确认无发育缺陷，可用石膏固定4～6周，但保守治疗可因内侧的结构松弛，此后易发生半脱位，一般主张应对撕裂的膝关节内侧软组织，包括股四头肌的内侧扩张部给予手术修复，若有骨软骨碎片应予切除，以避免在关节内形成游离体。

适当的康复治疗是必需的，应集中于控制疼痛、减轻肿胀、恢复运动范围和正常的肌肉强度。股内侧肌肉的恢复应作为康复的重点，其对髌骨内侧的牵拉力在髌骨外侧脱位中具有重要作用，特别是在明显增大的Q角和膝外翻存在的情况下。

五、研究进展

Cotield和Bryan评估了50例保守治疗病例，这些病例均用伸直位石膏固定，随访至5年或直至需修复治疗时，认为患者的年龄、性别、损伤机制、石膏制动的时间对结果无影响。其中，有1/3的患者考虑治疗失败，他们认为急性髌骨脱位的早期手术治疗并不是有充分理由，除非是移位的关节内脱位。Larsen和Lauridsen统计了79例在保守治疗后再脱位的发生率，其中包括管型石膏22例和弹力绷带57例，临床结果和再脱位的倾向与治疗方法无关，在第一次脱位时的年龄大于20岁，再脱位风险的统计学意义较小。近年来，有研究人员建议，用石膏管型或支具在伸直位固定3周，随着患者情况允许逐步增加屈曲范围，如疑有骨软骨骨折，建议做诊断性的关节镜检查，若有骨折片存在，可考虑手术修补或切除。在伴有骨和软组织异常的患者，应根据其创伤病理特点，选择不同手术方式。

第五节　髌骨软化症

髌骨软化症（chondromalacia patellae, CMP）又称髌骨软骨软化症、髌骨软骨炎，是一种以膝关节疼痛为主要临床症状的多病因疾病。最先于 1906 年由 Budiger 描述外伤引起的关节软骨软化和纤维化；1928 年，Aleman 首先在诊断中使用"髌骨软骨软化"这一术语描述由外伤所致的软骨改变和其手术所见。目前，已将髌骨软化单独作为诊断术语而不考虑其有无外伤史。

一、解剖概要

1. 髌骨的解剖生理

髌骨是全身最大的籽骨，上极与股四头肌相连，下极由髌韧带固定于胫骨结节。髌骨的关节面与股骨的内外髁相互形成关节，膝关节屈伸时，髌骨在股骨内外髁之间滑动。髌骨软骨软化症是髌骨软骨面因慢性损伤后，软骨肿胀、侵蚀、龟裂、破碎、脱落，最后与之相对的股骨髁软骨也发生相同的病理变化，从而形成髌股关节的骨关节炎。

2. 正常髌骨软骨的组织结构

髌骨软骨为透明软骨，肉眼看似珍珠样外观，它由软骨细胞和基质组成。基质的主要成分是水、胶原纤维和糖蛋白。根据细胞的形态、数目、基质成分的含量及胶原纤维排列不同，组织上由表及里分为滑动带、过渡带、放射带、钙化带和软骨下骨性终板。滑动带胶原纤维与关节面平行，过渡带胶原纤维由平行逐渐变成斜行，放射带胶原纤维与关节面垂直排列。软骨内各层成分的不同也是引起 MRI 图像中信号强度变化的主要原因，尤其胶原纤维的影像最为明显。

二、病因与损伤机制

1. 创伤

髌骨软骨创伤是 CMP 发生的重要原因，膝关节的撞击和髌骨急性脱位或慢性习惯性脱位，引起髌骨和股骨内外髁软骨的直接或间接损坏，引起滑膜分泌不正常，从而使软骨发生退变。

2. 髌骨不稳定

髌骨先天发育异常（如二分髌骨）、髌骨位置异常（如高位或低位髌骨）、股骨髁大小异常、髌骨内侧支持带松弛、髌骨外侧支持带挛缩、膝关节内外翻畸形、髌下脂肪垫发育异常等导致髌骨关节不稳，使髌骨关节面软骨压力异常导致软骨损害。

3. 膝关节的长期劳损及运动

膝关节的过度活动及周围软组织的慢性损伤，促使髌骨周围的动脉供血网受损，从而影响髌骨内的供血和静脉回流，发生骨内静脉瘀阻，造成髌骨软骨滑膜的营养受损。

4.关节腔内滑液的炎症和渗透压

髋骨软骨的营养主要来源于关节腔内滑液，发生炎症或创伤后，引起关节囊内滑液渗透压的减弱或突然增高，影响软骨的营养成分的正常吸收而发生退变。

三、临床表现与诊断

1.临床表现

CMP 发病缓慢，病变初期为髋骨下疼痛，开始运动时明显，稍活动后可缓解，之后又加重，逐渐疼痛时间多于缓解时间，以致不能下蹲。有时也会在登山、上下楼梯时加重或突然膝关节无力而摔倒。后期出现继发性滑膜炎、关节积液，病程长者可出现股四头肌萎缩。

2.体征

查体可发现髋骨缘压痛明显，推动髋骨有摩擦音或伴有疼痛。髋骨挤压试验时髋骨后有剧痛，表明髋骨关节软骨损伤，有诊断意义（图 7-15）。通常抗阻力试验和单腿下蹲试验均阳性（图 7-16、图 7-17）。

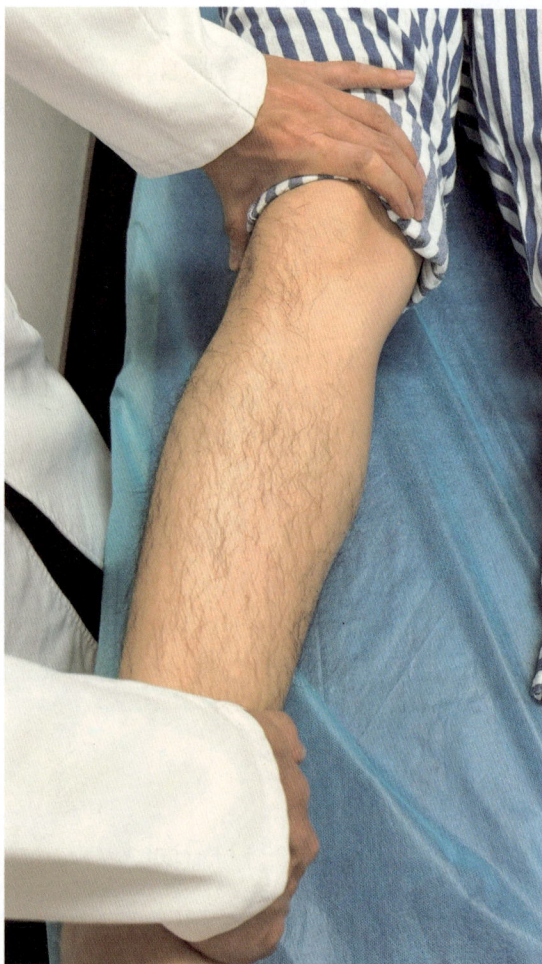

图 7-16　抗阻力试验

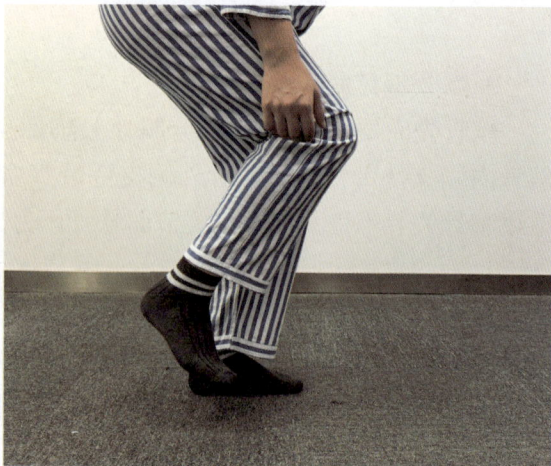

图 7-17　单腿下蹲试验

图 7-15　髋骨挤压试验

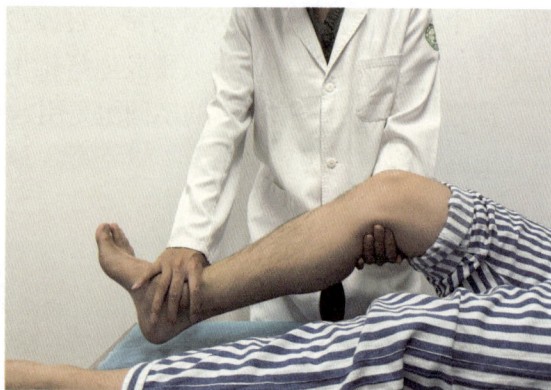

3. 影像学检查

常见的影像学检查包括 X 线、CT 和 MRI 检查。X 线检查早期无异常，晚期如出现广泛的软骨丧失、关节间隙狭窄、软骨下骨硬化及软骨下囊性变，X 线可诊断。MRI 检查是常用的诊断方法，对软骨病变及软骨内部紊乱有一定优势。MRI 检查表现详见下述分类。

4. 关节镜检查

关节镜检查是诊断 CMP 最有价值的方法，被认为是金标准，但是属于有创检查。关节镜检查可以明确关节软骨是否有病变以及累及范围，明确髌骨的软化程度，且能较好地与膝前疼痛为特点的疾病鉴别。

5. 分类

（1）髌骨软化的分级

根据病理变化的程度不同，在关节镜下可将髌骨软化分为 5 级。

① 0 级：为正常的关节软骨。

② I 级：关节软骨失去珍珠样的外观而变得较为暗淡，出现软化，通常无碎片状或纤毛状改变，软化、肿胀区域 < 5mm。

③ II 级：关节软骨的软化区出现毛刷状或纤毛状改变，深度约 1 ～ 2mm，直径在 1.3cm 以下。

④ III 级：软化的毛刷状或纤毛状达软骨厚度一半，直径 > 1.3cm，并且软骨下有软骨碎片附着。

⑤ IV 级：关节软骨全层受侵，软骨下骨暴露，表现为进展期髌股关节炎。

（2）各级髌骨软化在 MRI 影像中的表现

① 0 级：为正常的髌骨软骨。在 T1 加权像上为带状中等信号，其信号强度略高于水，也高于软骨下骨，表面光滑。在 T2 加权像上呈中等信号的带状影，信号强度低于水，稍高于软骨下骨；在 SRIR 像呈单层均匀的中等偏低信号。在 FGE 序列 T1 加权像上，髌骨软骨由表及里分为高、中、低信号三层。

② I 级：在 T1 加权像、T2 加权像和 STIR 像上呈局灶性隆起性低信号影。

③ II 级：在 T1 加权像、T2 加权像和 STIR 像上表现为轻度轮廓改变、软骨厚度局部变薄，但直径 < 1.3 cm，可有或无局灶性信号改变。在 FGE 序列上表现为：第一层高信号消失；第二层变薄，髌骨表面轻度不规则，直径 < 1.3cm；第三层信号降低。

④ III 级：在 T1 加权像、T2 加权像和 STIR 像上表现为病变直径 > 1.3cm 或轮廓不规则，厚度明显变薄，软骨下骨可有或无囊性改变。在 FGE 序列，第一、二层信号消失，第三层信号降低或消失，软骨下骨暴露，但直径 < 1cm。

⑤ IV 级：病变在各个序列成像上均表现为软骨全层缺如，软骨下骨暴露，范围 > 1cm，并有软骨下骨的硬化和囊变，并且有局部骨髓水肿。

6. 鉴别诊断

髌骨关节病变是导致膝前疼痛的常见病因，主要包括髌骨软骨软化症、髌股关节骨关节病、髌骨半脱位、髌骨急性或复发性脱位、髌骨倾斜挤压综合征等。

四、治疗

CMP 是关节软骨的损伤性病变，由于软骨无血液和淋巴液供应，一旦损伤则很难修复，因此通常多以非手术治疗为主。手术治疗仅针对经保守治疗无效、症状反复或较重者。临床大部分患者处于疾病早期，经保守治疗可取得满意疗效，因此非手术疗法应作为首选。

1. 非手术疗法

（1）自我干预。出现症状后，首先限制膝关节剧烈活动 1～2 周。日常保养避免一切会引起或加重疼痛的行为动作，如避免下跪、下蹲、剧烈运动、大幅度弯曲膝关节、上下楼、爬山等。减轻体重，进而降低膝关节压力。通过无痛前提下的下肢肌肉链训练，包括靠墙静蹲、抗阻伸膝、髌骨按摩及股四头肌牵伸治疗，可有效增强肌力，改善膝关节失稳、髌股关节对位不良，改善血液循环。

（2）物理疗法。物理疗法是利用人体对物理刺激所作出的反应来达到治疗目的，以恢复机体运动功能，改善及增强生活能力，提高生活质量。因此，物理疗法在临床上被广泛应用于 CMP 的治疗，包括低频治疗仪、电刺激疗法、光疗法等。另外，虽然不作常规使用，但髌骨稳定支架或固定支具可能有助于止痛。

（3）康复训练。康复训练的同时结合伤病的治疗可提高髌骨活动力线和改善膝关节功能，从而缓解 CMP 症状。

（4）药物治疗。口服药物和补充剂主要是非甾体抗炎药以及氨基葡萄糖。关节内注射类固醇也可能有助于间歇性缓解症状。玻璃酸钠是一种黏多糖物质，具有特殊的理化性质，如假塑性、黏弹性、高度亲水性等。中老年患者，关节内可注射玻璃酸钠，可增加关节液的黏稠性和润滑功能，保护软骨，促进软骨的再生和愈合。

2. 手术疗法

手术治疗髌骨软化症的目的是纠正解剖异常。经数月较为严格的保守治疗后髌骨依旧疼痛的、有先天或后天畸形的，可考虑手术治疗。如果发生了Ⅲ～Ⅳ级软骨损害，缺损的关节面无法填充，此时仅对存在慢性超负荷的软骨损伤区域进行刨削并不能阻止关节面退变的进程。

手术治疗主要包括以下几种：

（1）胫骨结节手术：包括胫骨结节截骨术、胫骨结节抬高术及胫骨结节前移术等方式。其目的是通过胫骨结节的截骨及移位，使患者髌股关节的力线恢复正常，从而使关节在活动过程中受力均匀，不至于使髌股关节软骨进一步损伤。

（2）关节镜下治疗：包括剃须术、灌洗术、刮洗联合侧松术、清创术、研磨性关节成形术及骨膜关节成形术等。存在髌骨半脱位可以进行外侧支持带松解术，可缓解疼痛并改善膝关节活动度、股四头肌运动耐受。对于有髌骨完全脱位的患者，应行内侧髌股韧带重建而不是外侧支持带松解。

（3）髌股关节置换术。

（4）髌骨切除术。

五、预防与康复

避免长期、用力、快速的膝关节屈伸运动。CMP 的发生对于中老年人来说有其内在因素和外在因素。内在因素主要是关节软骨本身的退变，这与年龄等有关。外在因素就是机械性因素对关节软骨的慢性损伤。预防髌骨软化症的发生需要减少对髌骨关节的持续压力，改善软骨营养。

六、研究进展

1. 传统中医疗法

温针疗法较常用，其他如针灸、手法推拿、中药内服、外敷、熏蒸等对于 CMP 也有一定的疗效。

2. 联合治疗

研究发现，超短波结合平刺疗法治疗 CMP 可以提高患者肌力，改善膝关节功能，且效果优于常规针刺疗法；中药外敷联合选择性股内侧肌电刺激治疗 CMP 效果更好；肌内效贴扎联合理疗或者联合玻璃酸钠注射治疗 CMP 均能快速缓解患者疼痛症状，改善膝关节功能活动，且安全性较好。

参考文献

［1］Abraham E, Washington E, Huang TL. Insall proximal realignment for disorders of the patella[J]. Clin Orthop,1989,248:61–65.

［2］Arnoczky S, McDevitt C. The meniscus: structure, function, repair, and replacement[M]. Rosemont, IL:American Academy of Orthopaedic Surgeons,2000.

［3］Awadh K, Emine A. Femoral sulcus angle measurements: an anatomical study of magnetic resonance images and dry bones[J]. Turk J Med Sci,2004,34:165–169.

［4］Bakhtiary AH, Fatemi E. Open versus closed kinetic chain exercises for patellar chondromalacia[J]. Br J Sports Med,2008,42(2):99–102.

［5］Briggs KK, Lysholm J, Tegner Y, et al. The reliability, validity, and responsiveness of the Lysholm score and the Tegner activity scale for anterior cruciate ligament injuries of the knee: 25 years later[J]. Am J Sports Med,2009,37(5):890–897.

［6］Chhabra A, Starman JS, Ferretti M, et al. Anatomic, radiographic, biomechanical, and kinematic evaluation of the anterior cruciate ligament and its two functional bundles[J]. J Bone Joint Surg

Am,2006, 88 (Suppl 4):2-10.

[7] Fetto JF, Marshall JL. Medial collateral ligament injuries of the knee: a rationale for treatment[J]. Clin Orthop Relat Res,1978,132:206-218.

[8] Fulkerson JP, Becker GJ, Meaney JA, et al. Anteromedial tibial tubercle transfer without bone graft[J]. Am J Sports Med,1990,18(5):490-496.

[9] Genovese E, Angeretti MG, Ronga M, et al. Follow-up of collagen meniscus implants by MRI[J]. Radiol Med, 2007,112(7):1036-1048.

[10] Griffith CJ, LaPrade RF, Johansen S, et al. Medial knee injury: part 1, static function of the individual components of the main medial knee structures[J]. Am J Sports Med,2009,37(9):1762-1770.

[11] Griffith CJ, Wijdicks CA, LaPrade RF, et al. Force measurements on the posterior oblique ligament and superficial medial collateral ligament proximal and distal divisions to applied loads[J]. Am J Sports Med, 2009, 37(1):140-148.

[12] Grood ES, Noyes FR. Diagnosis and classifications of knee ligament injuries: biomechanical precepts[M]. New York:Churchill Livingstone,1987.

[13] Hughston JC, Andrews JR, Cross MJ, et al. Classification of knee ligament instabilities: the medial compartment and cruciate ligaments[J]. J Bone Joint Surg Am,1976,58(2):159-172.

[14] Kelly BT, Robertson W, Potter HG, et al. Hydrogel meniscal replacement in the sheep knee: preliminary evaluation of chondroprotective effects[J]. Am J Sports Med,2007,35:43-52.

[15] Lehto MH. Patellar dislocation has predisposing factors. A retroentgenographic study on lateral and tangential views in patients and healthy controls[J]. Knee Surg Sports Traumatol Arthrose,1996, 4(4):212-216.

[16] Mow V, Flatow E, Ateshian G. Biomechanics[M]. Rosemont, IL:American Academy of Orthopaedic Surgeons,2000.

[17] Post WR, Fulkerson JP. Distal realignment of the patellofemoral joint. Indications, effects, results, and recommendations[J]. Orthop Clin North Am,1992,23(4):631-643.

[18] Reguzzoni M, Manelli A, Ronga M, et al. Histology and ultrastructure of a tissue-engineered collagen meniscus before and after implantation[J]. J Biomed Mater Res B Appl Biomater, 2005,74(2):808-816.

[19] Rodkey WG, DeHaven KE, Montgomery WH, et al. Comparison of the collagen meniscus implant with partial meniscectomy. A prospective randomized trial[J]. J Bone Joint Surg Am,2008,90(7):1413-1426.

[20] Rodkey WG, Steadman JR, Li ST. A clinical study of collagen meniscus implants to restore the injured meniscus[J]. Clin Orthop,1999, 367 Suppl: S281-S292.

[21] Scotti C, Pozzi A, Mangiavini L, et al. Healing of meniscal tissue by cellular fibrin glue: an in vivo study[J]. Knee Surg Sports Traumatol Arthrosc,2009,17(6):645-651.

[22] Small NC, Glogau AI, Berezin NA. Arthroscopically assisted proximal extensor mechanism realignment of the knee[J]. Arthroscopy,1993,9(1):63-67.

[23] Stone KR, Rodkey WG, Webber R, et al. Meniscal regeneration with copolymeric collagen scaffolds. In vitro and in vivo studies evaluated clinically, histologically, and biochemically[J]. Am J Sports Med,1992, 20(2):104-111.

[24] Vainionpaa S, Laasonen E, Silvennoinen J, et al. Acute dislocation of the patella: a prospective review of operative treatment[J]. J Bone Joint Surg,1990,72(3):366-369.

[25] Weitao Z, Hanluo L, Kanghong H, et al. Chondromalacia patellae: current options and emerging cell therapies[J]. Stem Cell Res Ther,2021,12(1):412.

[26] 孔祥清.髌骨软骨软化症的病因研究[J].中国矫形外科杂志,2003(7):55-57.

[27] 王亦璁.膝关节外科的基础和临床[M].北京:人民卫生出版社,1999.

[28] 谢兵,李中复,潘田成,等. 中西医结合治疗髌骨软骨软化症[J].中国骨伤,1998(3):41.

[29] 杨渝平,敖英芳,王健,等.急性前交叉韧带断裂合并内侧副韧带、半月板损伤的临床研究[J].中国运动医学杂志,2007(5):527-529.

[30] 张自杰,韩天荣.髌骨软骨软化症病因和疼痛发生机制[J].中国运动医学杂志,1987(1):37-39.

（张兵兵 朱宇尘）

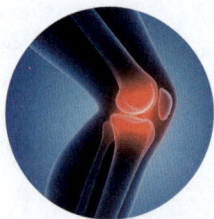

第八章

踝关节与足部运动损伤

第一节 跟腱断裂

跟腱由腓肠肌与比目鱼肌的肌腱联合组成，止于跟骨结节，主要功能是使踝关节做跖屈运动。跟腱是人体中最粗壮的肌腱，行走、奔跑、跳跃等活动均需跟腱参与，跟腱断裂是最常见的肌腱断裂之一。

一、解剖概要

跟腱由小腿三头肌在足跟上方移行而成，走行于小腿后浅间室内，自上而下逐渐变窄、增厚，止于跟骨结节，长约15cm，自上而下逐渐变窄增厚，以跟骨结节上方 3～6cm 为最窄。跟腱的主要功能是在行走时跖屈踝关节，防止踝关节过度背伸并阻止身体前倾，是完成人行走、奔跑、跳跃等活动的重要结构。踝关节过伸位突然用力时，此处应力过度集中，容易发生断裂。跟腱断裂各部位的发生占比：近端靠近腱腹联合处 4%～14%，中段 72%～73%，远端跟腱止点附近 14%～24%。基于 MRI 检查的研究发现，跟腱最容易断裂的部位位于跟腱止点上方 5.0～8.4cm 处，约占总发生率的 80%。跟腱在跟骨附着区呈典型纤维软骨结构，其前、后各有一个滑囊衬垫，受到损伤易引起跟腱周围组织急性或慢性炎症，引发疼痛及不适等症状。跟腱没有真正的滑囊腱鞘，全长包绕着富含血管的腱周组织，松散的腱周组织可使跟腱在深筋膜鞘内滑动，并向其提供血供。跟腱修复过程中，应尽量减少对腱周组织的破坏，尽可能恢复其完整性，这样可有效防止跟腱粘连并促进愈合。跟腱的血液供应主要来自胫后动脉返支，其表面皮肤血供系统较为脆弱，因而容易导致术后伤口延迟愈合、感染等并发症。跟腱的神经支配主要来自腓肠神经。腓肠神经位于皮下，走行变异较大，越过跟腱的水平位于距跟腱止点约 9.8cm（6.5～16.0cm）处，然后向前走向足的外侧。因此，任何经皮缝合技术理论上都有损伤腓肠神经的风险。腓肠神经纵向分出一些小的分支形成神经束，止于跟腱，与局部疼痛和关节本体感觉反射有关。

二、病因与损伤机制

跟腱断裂有两类原因，一类为锐器或钝器直接切割或打击跟腱致其断裂，为开放性损伤；另一类为闭合性损伤，多系跑跳运动损伤，如翻筋斗、跳起投篮、跳远等，在跟腱有退行性变的基础上，外伤使跟腱撕裂。也有钝器击打跟腱部发生断裂，而皮肤未破裂。

跟腱断裂通常没有预兆，多由单次高负荷冲击或加速－减速运动引起。损伤机制主要有：①前足蹬地、膝盖伸直位骤然负重，最常见，如短跑起步或跳跃，膝关节处于伸直状态时小腿三头肌骤然收缩；②意外的突然踝关节背屈；③足在跖屈位时剧烈背屈。患者多爱好篮球、羽毛球、网球、足球等运动。老年患者中，多是跟腱慢性退变劳损导致的自发断裂。

三、临床表现与诊断

1. 临床表现

受伤时，多可听到跟腱断裂响声，并立即出现跟部疼痛，肿胀，瘀斑，行走无力，不能提踵。

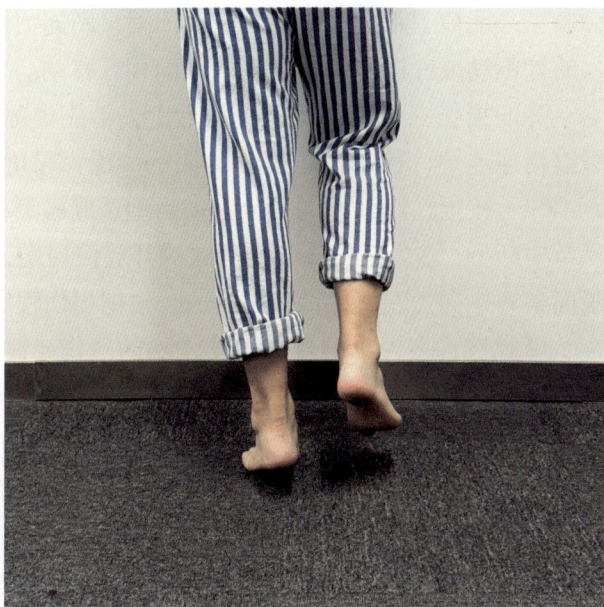

图 8-1 提踵试验阳性

2. 体征

正常跟腱外观饱满，触之有弹性；跟腱断裂时，触摸会发现其连续性中断，在断裂处扪到压痛及凹陷、空虚感。踝跖屈力量明显减弱，提踵试验阳性（图 8-1），Thompson 试验阳性（图 8-2），Matles 试验阳性（图 8-3），O'Brien 针试验阳性。跟腱断裂多为完全断裂，真正的部分断裂非常少见。

3. 影像学检查

新鲜损伤 X 线检查有时可见软组织钙化或增厚影像。超声检查是跟腱断裂最为简单有效的客观检查方法，可明确判断跟腱是否断裂及断裂的位置。MRI 检查不是跟腱断裂的常规诊断措施，但其对手术计划的制订有一定的帮助。

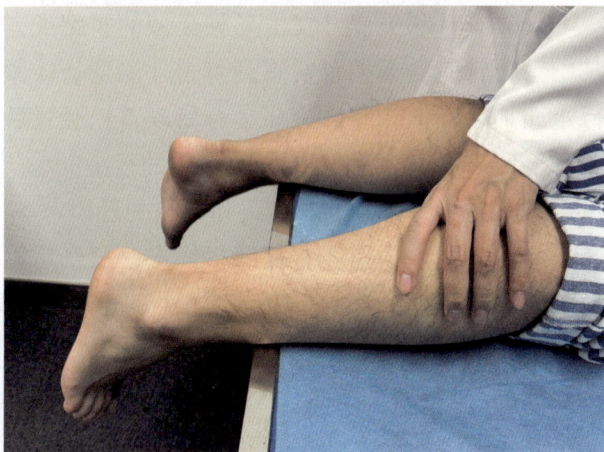

图 8-2 Thompson 试验阳性

4. 分类

（1）按损伤时间可分为新鲜损伤和陈旧损伤。

新鲜损伤：表现为跟部疼痛，患足不能以足趾站立。检查局部肿胀，

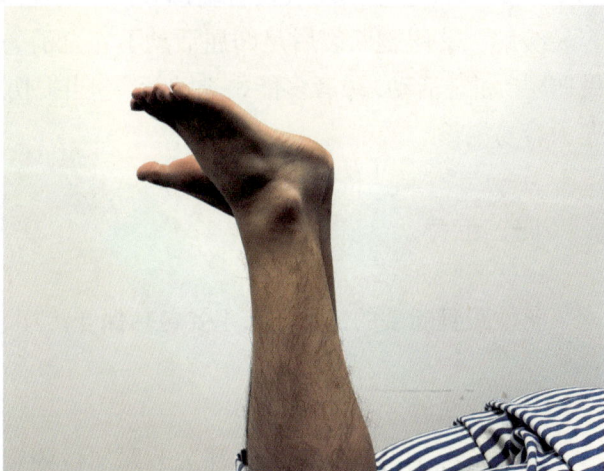

图 8-3 Matles 试验阳性

触痛，并能摸到跟腱连续性中断及凹陷，跖屈力弱、Thompson 征阳性。O'Brien 针试验时插入的针不动或针体与肌腱运动的方向相反移动。

陈旧损伤：多为跛行，平足行走，不能提踵，触及跟腱有凹陷，小腿肌肉萎缩，但因瘢痕粘连连续，Thompson 征多为阴性，踝背屈角度比对侧小，足跟较突出。

（2）按损伤原因不同可分为横断型、撕脱型和撕裂型。

横断型：多为割伤或砍伤所致的开放性损伤，跟腱横行断裂部位多在止点上 3cm 左右，断面整齐，向近端回缩约 3～5cm。根据损伤程度又可分为完全断裂或部分断裂。

撕脱性：多为跟腱直接遭受剧烈的砸伤或碰伤所致，开放或闭合，跟腱的止点撕脱或于止点上 1.5cm 处完全断裂，断面呈斜行，大致整齐，近侧腱端有少量纤维撕脱，近端回缩均大于 5cm。

撕裂型：多为跟腱止点上 3～4cm 处完全断裂，断端呈马尾状，粗细不等，长短不一。此型损伤的解剖基础是跟腱有退行性变。

5. 鉴别诊断

主要包括踝部肌腱炎、踝关节韧带损伤或踝部骨折等。

肌腱炎：踝关节可发生三种类型的肌腱炎，即腓骨肌腱炎、胫骨后肌腱炎和跟腱炎。其中，腓骨肌腱炎患者常感到脚踝外侧隐痛或紧绷感，疼痛通常会持续数周，随着站立或行走而加重，但休息后疼痛会有所改善；胫骨后肌腱炎多导致踝关节内侧疼痛，并伴有肿胀，若不及时治疗，可能会导致严重的行走问题。跟腱炎多会导致脚踝后部灼热紧绷的疼痛，也会导致轻微肿胀，以及脚跟和小腿的晨僵。

踝关节韧带损伤：有踝部扭伤史，扭伤后出现疼痛，肿胀，皮下瘀斑，活动踝关节疼痛加重。检查可以发现伤处有局限性压痛点，踝关节跖屈位加压使足内翻或外翻时疼痛加重。

踝部骨折：踝部肿胀明显，瘀斑，内翻或外翻畸形，活动障碍。检查可在骨折处扪到局限性压痛。踝关节正、侧位 X 线片可明确诊断。

根据患者病史、症状、体征及影像学检查，跟腱断裂诊断一般并不困难，但仍有高达 20%～25% 的患者不能被及时确诊。漏诊的原因主要有：①跟腱断裂后疼痛通常较轻，且容易缓解；②跟腱断裂后足跖屈活动不完全消失，因为胫后肌、腓骨长短肌、屈趾肌仍可做屈踝、屈趾活动，患者多能站立跛行；③当损伤发生与体育活动无关或既往有跟痛病史时，尤为容易漏诊。

四、治疗

急性跟腱断裂的治疗方法主要包括保守治疗、开放手术、经皮手术及微创/有限切开手术。

1. 保守治疗

保守治疗的原理是通过对踝关节跖屈位固定使跟腱断端接触或靠近，最终通过瘢痕愈合实现跟腱断端的连接。

（1）支具制动：方法为立刻在踝关节跖屈位石膏制动8周，前4周不负重，后4周逐步负重及功能康复以恢复踝关节活动度。经常的跖屈运动是被允许的，但要限制背屈运动。然后患者实施更积极的加强锻炼方案。极少见的闭合性部分跟腱断裂可在踝关节悬垂松弛位用石膏固定4～6周，然后加强功能训练，可自行修复。

（2）中药治疗：初期治宜活血祛瘀止痛，内服续筋活血汤、舒筋丸等。后期治宜补益肝肾，强壮筋骨，内服壮筋续骨丸，外用四肢损伤洗方、海桐皮汤熏洗。

2. 手术治疗

手术治疗的最大优势是能将跟腱断端充分对位以恢复跟腱固有长度。当跟腱长度恢复后，小腿三头肌-跟腱复合体的张力和肌肉完整性也随即恢复，从而获得更好的功能效果。手术治疗可显著减少跟腱再断裂的可能，缩短临床康复时间，增加患者重返体育运动的机会。主要分为开放修复、增强修复、经皮修复及微创修复（或称有限切开修复），其中经皮缝合技术在减少跟腱再断裂、切口并发症方面有明显的优势，但存在较大的腓肠神经损伤风险。微创手术修复技术在综合开放与经皮手术优点的基础上，显著减少了两者的相关并发症。

五、预防与康复

预防应着重于导致跟腱损伤的内在和外在的危险因素。在运动时，推荐逐渐热身，然后拉伸跟腱和腘绳肌。限制踝关节的被动背屈与跟腱疾病相关，因此拉伸可能更重要，恢复肌腱长度，有助于恢复肌腱的生物力学性能。因此，推荐拉伸运动作为预防措施。在生物力学观点上，力线异常，特别是过度旋前和下肢长度差异超过5mm的畸形与跟腱疾病相关，所以需要使用矫正性鞋垫来纠正。最合乎逻辑的预防跟腱过度损伤的措施是寻找和纠正训练错误，这些错误做法是过长距离的跑步、频繁高强度的跑步、过早增加跑步强度或距离、频繁上坡或下坡跑步或者在不平整的地面或坚硬表面跑步。对于田径运动员，只有改变跑道上跑步的方向才能使症状缓解，因为它可以减少小腿肌肉的单调、不均匀的负荷并防止肌肉失衡。药物如皮质类固醇和氟喹诺酮类药物应小心使用，只有在诊断明确和使用条件充分的情况下才可使用。

跟腱损伤后的康复过程应遵循跟腱愈合的病理生理机制，既要防止对未愈合的组织施加过度负荷，又要预防制动、废用对已愈合组织的负面影响。跟腱术后康复主要包括踝关节屈伸活动和负重两方面内容。跟腱术后较为安全有效的早期功能康复原则为：术后4周内可开始保持跖屈位（建议15°以上）的踝关节主动屈伸训练，根据患者耐受程度决定负重量，允许踝关节跖屈位支具保护下完全负重行走；术后4～6周，支具保护下逐步增加踝关节活动范围至中立位，根据患者耐受程度决定负重量，其间可开展理疗措施。术后6～12周，穿跟腱靴，开展踝关节中立位或轻度跖屈位的完全负重行走锻炼；术后12～16周，提高功能锻炼强度，恢复正常步态，踝关节活动范围锻炼，跟腱拉伸、提踵训练，但要注意避免剧烈体育运动，因为该时期内再断裂风险仍较高；术后16周，开始疼痛指导性功能锻炼，即在不引起疼痛不适的情况下进一步加强功能锻炼；术后24周，若无异常，可恢复到伤前体育运动水平。

六、研究进展

目前的研究尽管可以观察并总结出跟腱损伤的机制，但其断裂的内在原因仍不明确。有观点认为跟腱断裂源于阻抗机制的失效，这种阻抗机制在正常情况下能帮助跟腱对抗过度的和非协调性的肌肉剧烈收缩，进而避免在应力集中处发生断裂。运动员经过休息一段时间后重回赛场时最易发生阻抗机制失调，引发跟腱断裂。跟腱断裂者既往多存在跟腱退行性改变，这些改变源于多种因素，包括长期过度劳损及微损伤、局部血运减少及药物治疗等。然而，跟腱断裂却很少发生在已退变的部位，一定程度上不支持退变引发跟腱断裂的损伤机制。跟腱中段的贫血区域，长期以来被认为是导致跟腱断裂的重要原因之一。但是，研究表明，整个跟腱的动态血流状态及氧饱和度都是均一的。既往认为皮质激素可通过坏死和阻碍愈合机制引起跟腱退行性改变，其抗炎效果则通过掩盖疼痛症状而增加跟腱断裂的危险；然而有报道认为规范的封闭治疗并不会增加跟腱断裂的风险。

跟腱愈合存在内源性和外源性两种愈合方式。内源性愈合为断端肌腱组织直接接触、内部腱细胞增殖并分泌胶原纤维促使肌腱愈合，这种修复会有较好的生物力学性能；外源性愈合依靠腱周滑膜细胞及肉芽组织长入，断端瘢痕组织填充，这种修复的组织生物力学性能相对较差，容易发生再断裂。何种愈合方式占主导主要取决于肌腱断端的位置、损伤程度、血供和肌腱的活动度。因此，在临床治疗中，应尽可能恢复并维持跟腱的连续性，减少其血供破坏，以促使跟腱损伤后的内源性愈合。

第二节　跟腱止点末端病

跟腱止点末端病又称跟腱止点性腱病，指发生在跟腱距跟腱止点2cm内的慢性损伤和退行性变，多为跟腱止点使用过度导致，主要症状包括疼痛、肿胀和功能受限。

一、解剖概要

跟腱止于跟骨结节，并被一层疏松结缔组织包绕。跟腱止点与跟骨对应面有一透明软骨关节面。跟腱止点与跟骨结节结合处的跟腱纤维呈90°弯曲以帮助跟腱伸长、缓冲和完成运动时能量的储存释放。跟骨后滑囊位于跟腱的深面，近端在跟腱止点处。跟腱周围没有真正的腱鞘，而是被腱周组织包裹，这种丰富的血管组织负责跟腱的主要血液供应。跟腱止点末端的感觉神经支配来自附着的肌肉和皮肤神经，其中最主要的就是腓肠神经。

二、病因与损伤机制

引起跟腱止点末端病的病因分为外源性和内源性，其中在跟腱止点末端病的发生发展中起到主要作用的是外源性的过度使用导致的损伤。通常在疾病的发生发展中内、外源性因素共同作用。跟腱止点末端病多由反复的创伤和拉伤导致的微小撕裂造成，常常是踝处于过伸位起跳过多所致。损伤机制主要有：①足趾背伸会增加跟腱和跖腱膜的张力，反复的劳损会造成这两个结构的挛缩。张力过高的跟腱使其易患此症。②也见于类风湿关节炎和强直性脊柱炎患者。病理改变包括止点部的变性、周围的滑囊炎、腱围炎、跟骨腱侧软骨的变性、跟骨侧的骨膜增生、脂肪垫的软骨和骨化生等。③跟腱断裂术后由于缝合部分周围粘连，末端受牵扯力较大也常常继发此症。

三、临床表现与诊断

1. 临床表现

跟腱止点部位的疼痛不适，运动时疼痛加剧；渐进性病程，后期逐渐表现为任何活动都可引发疼痛。

2. 体征

跟骨结节后方肿胀、压痛；踝关节主动背伸受限和提踵力量减弱；Silverskold 试验为阳性（图 8-4）。

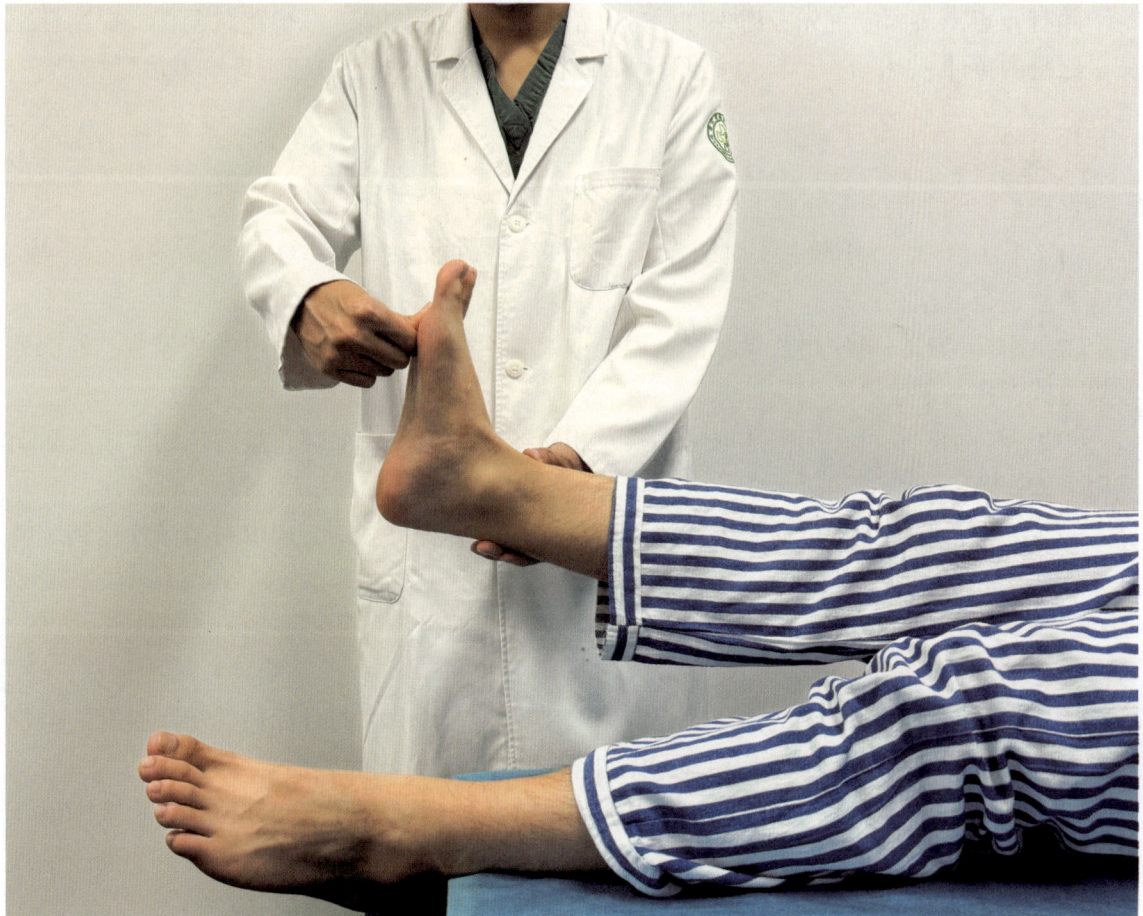

图 8-4　Silverskold 试验

3. 影像学检查

晚期 X 线检查可发现跟腱钙化或骨化以及跟骨结节后上方的异常表现；B 超检查可较好明确跟腱病变；CT 检查能较准确评估病灶的位置及大小；MRI 检查可以详细评估跟腱及跟腱周围组织病变。

4. 鉴别诊断

需要和跟骨后滑囊炎、跟腱腱围炎、跟腱非止点性腱病以及跟腱止点撕脱等相鉴别。

跟骨后滑囊炎：其主要以前跟腱的压痛和后踝疼痛并伴有内侧和外侧压痛为主要特征，跟腱周围也可能有红斑或肿胀。

跟腱腱围炎：最主要症状为运动引起的疼痛和肌腱水肿导致的肿胀，其所引起的疼痛和僵硬多为运动刚开始时，运动一段时间后多会消失。

跟腱非止点性腱病：其特征是跟腱在跟骨止点近端 2～6cm 处的腱病，起初无症状，后症状呈缓慢性进行性加重，直至出现广泛性或局限性的肿胀，从而导致跟腱功能受损。

跟腱止点撕脱：临床相对少见且多合并跟腱末端病，撕脱端常见变性、钙化组织。

四、治疗

跟腱止点末端病应首先考虑保守治疗。治疗措施包括休息、减少跑跳动作、提高鞋跟减少跟腱的拉伸、中医理疗等。保守治疗后症状不缓解 3～6 个月应考虑手术治疗。

1. 保守治疗

保守治疗为非手术治疗，主要包括推拿、中药、针灸及封闭治疗等。

（1）手法治疗：在小腿三头肌结合承山、飞扬等穴位处施加滚、按揉、拿、挤、捻、擦、推等手法进行治疗。

（2）中药治疗：可使用祛风除湿、温经散寒、活血化瘀类药物通过中药熏蒸、外洗外敷等方式发挥一定疗效。

（3）针灸治疗：可在局部选取阿是穴及相应经络穴位改善跟腱止点部位的疼痛及活动受限。

（4）封闭治疗：可将可的松类药物注入跟腱末端结构的附属结构中封闭治疗达到缓解症状的作用。

2. 手术治疗

当所有非手术方法均无法治疗时，应采取手术治疗。手术的目标包括切除肌腱的退行性部分和相关的钙化或骨刺。其次，可以切除足跟滑囊和突出的后侧骨突起。

（1）切开手术：手术治疗多采用切开手术的方法，通常根据病变部位、累及范围以及是否钙化、骨化等情况来选择手术方式。想要获得良好的术后效果，充分暴露和彻底清理患处至关重要。对于清理后跟腱止点缺损超过 50% 的需另行止点修复术。

（2）关节镜技术：除开放手术方式外，关节镜技术也是手术治疗跟腱止点末端病的一种有效手段。关节镜技术可以用于跟腱变性组织清理、Haglund 畸形切除及跟腱增强修补重建等。

五、预防与康复

跟腱止点末端病治疗往往需要较长时间，因此预防比治疗更具实际意义。首先是注意平常运动量和运动方式对末端病的预防至关重要。应避免单一姿势的运动，注重全身多方位的运动方式；其次是注意自我监测。若在运动后跟腱末端部分发生疼痛不适且休息后不能缓解，应及时干预，采取一些保守治疗措施，如使用支持带、理疗、中西药物的外敷等，以免病情加重。康复训练（离心性锻炼等）对跟腱止点末端病有一定作用，可结合牵拉训练或结合按摩治疗提高治疗效果。体外冲击波治疗应用广泛，也有较好的临床疗效，可以作为跟腱止点末端病的辅助治疗措施。术后康复应遵循个性化康复原则，康复计划应根据跟腱止点缺损范围、残余跟腱质量和修复重建强度等情况而定。早期康复的主要目的是减轻疼痛肿胀，防止切口并发症；后期康复的主要目的是恢复关节活动度和肌肉力量，减少废用性萎缩。

六、研究进展

现有研究资料表明，在比较了诊断跟腱腱病的不同方法的灵敏度与特异度后，仅局部压痛的灵敏度和特异度较高（分别为 0.844 和 0.733），其他诊断方式均不理想。因此，目前临床上仅将局部肿胀及压痛作为阳性体征。跟腱止点末端病常伴随跟腱钙化。但跟腱钙化属于跟腱止点末端病的合并损伤，还是属于跟腱止点末端病不同程度或者不同阶段的病理表现，不属于合并损伤，目前临床上还未达成共识。

在治疗方面，常用的物理治疗手段包括物理因子治疗、运动训练和手法治疗。对于临床应用相对较多的物理因子治疗，其原理是通过改善血液循环、消炎、解痉、镇痛，促进跟腱胶原合成，从而促进跟腱修复，提高跟腱强度。物理因子治疗包括电疗法（短波和微波）、磁疗法（脉冲磁场）、光疗法（红外线和激光）、超声波疗法及体外冲击波疗法等。目前，上述疗法报道结果多不明确，诸多问题尚未达成共识，因此临床工作者可根据患者的实际情况，选择个性化、因人而异的干预措施。

康复辅具是另一重要的保守治疗手段。然而，目前大部分相关文献仅阐明是针对跟腱腱病的研究，因此支具、鞋垫等康复辅具对止点末端病的作用，尚需进一步明确。关于肌内效贴，从目前文献报道和临床使用的情况来看，其可以有效改善部分患者的疼痛、踝关节活动度及踝关节动态平衡，其作用机制可能是通过肌内效贴改善踝关节周围肌肉的峰力矩，从而增强踝关节稳定性、改善其运动生物力学。近年来，比较热门的富血小板血浆疗法和干细胞疗法对跟腱止点末端病的治疗临床研究资料匮乏，尚不能证实其有效性，因此一般不建议作为临床常规疗法。

第三节　足副舟骨损伤

　　足副舟骨是舟骨结节部第二骨化中心先天异常导致的跗骨畸形，通常为在舟骨结节处形成独立的副骨，足内侧隆起，表浅易于触摸到，长时间站立或行走时会感觉到足底内侧疼痛。

一、解剖概要

　　足舟骨位于距骨前方，为足弓顶点，足舟骨通常只有一个骨化中心。临床上通常认为足副舟骨是先天性畸形，即足舟骨发育时未能与足骨周结节较好地结合，最终为代偿这种异常结构而在两者之间产生了类软骨、纤维软骨、结缔组织等各种支持组织。典型足舟骨呈锥体形，基底部在前，而尖端在后且位于足弓的内侧面。足舟骨结节的后内侧和足舟骨结节会借助胫后肌腱部分纤维相结合。其中，胫后肌腱在足副舟骨区域存在异常止点，目的在于对足副舟骨和支持组织产生辅助作用，帮助两者将作用力传至足舟骨，之后会在足副舟骨和支持组织产生异常扭矩，进而造成局部活动紊乱。与此同时，还能减轻胫后肌对足弓区域产生的稳定作用，较易导致足内侧纵弓和足副舟骨支持组织产生疲劳，最后出现疼痛等症状。

二、病因与损伤机制

　　Kidner认为，副舟骨的存在导致胫后肌腱走行方向与常人相异，使胫后肌腱的附着点向内侧及上侧偏移，并因此破坏胫后肌提足纵弓的作用，容易造成平足并出现症状。运动员中的症状主要是外伤造成的，足突然内翻副舟骨与内踝尖发生碰撞挤压，造成副舟骨与舟骨间的软骨连接或肌腱的损伤。同时，运动中胫后肌对副舟骨反复牵拉也会造成副舟骨和舟骨之间连接部分的变性或创伤以及胫后肌腱炎等。此外，局部的骨性突起造成的滑囊炎，副舟骨骨折，以及副舟骨内骨坏死的发生等均会引起症状。

三、临床表现与诊断

1. 临床表现

　　早期由于多有踝部扭伤史，易被韧带损伤掩盖。一般地，伤后足内侧会出现肿胀及明显的压痛。处理不当转为慢性时，往往主诉局部的长期疼痛，易疲劳，晨起疼，活动后减轻，跑跳时加重，有时会有穿鞋困难。

2. 体征

　　副舟骨骨突、局部压痛、内翻疼、内翻抗阻疼以及单足提踵试验阳性等。同时，副舟骨患者足弓下陷，长屈肌承担了更多的保护足弓的作用，易于劳损，故会出现踇长屈肌的症状。

3. 影像学检查

X线片上可以见到副舟骨，可以见到其与舟骨的连接不规则，可有囊性变，有时两侧的骨质硬化会见到副舟骨内密度增高的坏死表现。当X线片不足以完全判断足副舟骨损伤情况时，可运用超声检查确定患者具体疼痛部位，或借助磁共振检查以明确损伤局部位置骨髓和软组织水肿情况。

4. 分类

副舟骨可分为3型。

Ⅰ型为籽骨型：即胫后肌腱上的籽骨，沿胫后肌腱走行的管道滑动，底面为透明软骨关节面，与舟骨无软骨或骨连接，多无临床症状。

Ⅱ型为圆帽型：即副舟骨通过2mm左右的软骨与舟骨相连，触摸舟骨内侧浅表可有明显的异于舟骨粗隆的凸起。

Ⅲ型为舟骨角型：即副舟骨与舟骨骨性相连。

5. 鉴别诊断

足副舟骨的损伤应注意与胫骨后肌腱腱病、踝关节和前足的内紊乱症、舟骨坏死、足部隐性骨折及骨髓炎等鉴别。

四、治疗

治疗目的在于减轻副舟骨引起的症状，恢复胫后肌腱的正常功能，减少足内侧炎性反应和压力。症状较轻患者可采取保守治疗，对于保守治疗6个月以上效果不佳或临床症状顽固患者可运用手术治疗。

1. 保守治疗

保守疗法包括休息，停训或停止足尖支撑类的动作。可以用粘膏支持带保护足弓，可以理疗、局部封闭、垫鞋垫、使用抗炎药物等。

（1）支具制动：若确定有副舟骨损伤，必要时需石膏托固定，休息2～4周。去固定开始运动时，应先避免足尖支撑活动。

（2）中药治疗：初期可以活血祛瘀、消肿止痛为法，内服七厘散、舒筋丸等，外敷五黄散。后期则以舒筋活络、温经止痛为法，内服小活络丹，外用四肢损伤洗方熏洗。

（3）针灸治疗：可选局部阿是穴针刺行泻法，舒筋活络，消肿止痛，也可用温针灸、电针等。

（4）封闭治疗：封闭疗法对合并胫骨后肌腱鞘炎效果不错，但对施术人要求极高，需把握好药物注入层次。患有较重高血压、肠胃溃疡、糖尿病、精神病等患者，应慎重使用。

2.手术治疗

对于经常需要高强度活动的人员来说，保守治疗效果有限，此时则需要进行手术治疗。手术的目的在于去除足副舟骨引起的症状以及恢复胫后肌腱的功能。手术治疗主要针对那些保守治疗无效、症状时间较长的年轻患者。经典的手术治疗方法通常采用 Kidner 手术的方式，但近年来，单纯足副舟骨切除术也成为治疗该病的较好选择之一。此外，还有内固定融合术、足副舟骨切除联合 Mitek 锚钉术等。

Kidner 手术是以切除足副舟骨，修正突出明显的足舟骨粗隆，以及切断胫后肌腱在足舟骨主要附着点并将其重置于足舟骨的下方的方式，最终达到恢复胫后肌腱力线方向和改善足纵弓的目的。术后运用石膏固定患足并轻度旋到后内翻位，6周内不负重，并在第6周拆除石膏，尝试在护具辅助下练习负重行走，3个月后可开始正常行走等活动，待手术部位无痛后可进行体育活动。

五、预防与康复

足副舟骨的发现通常在副舟骨受损后，所以通常着重于治疗副舟骨损伤后防止其再发。预防措施可采取更换宽松舒适的鞋子，避免长时间徒步行走和进行容易使副舟骨受损的运动，或者根据自身情况进行副舟骨的切除等。对于合并平足畸形的患者，应尽早矫正平足畸形，改善后足力线和恢复内侧足弓。康复训练首先应避免前脚掌承重以及涉及足内翻、内展的运动。早期应佩戴矫正鞋垫，在全脚掌支撑的条件下进行运动，循序渐进，切不可操之过急。

六、研究进展

近年来的研究对 Kidner 手术行肌腱转位的必要性提出质疑，焦点主要集中在胫后肌腱转位对重建内侧纵弓是否有效，以及相较于单纯骨性切除或融合的预后是否有统计学差异。很多学者认为，Kidner 术式相对于单纯副舟骨切除手术并未在疗效及预后方面有显著的差异，由于 Kidner 术式对骨结构破坏大，对重建后的胫后肌腱稳定性也有影响。更多的研究者对融合手术持积极态度，认为骨性愈合相对于骨-肌腱愈合更容易，融合手术是唯一不涉及胫后肌腱止点改变的术式。对融合术后易出现骨不连的缺点也有学者提出了克氏针张力带、改良内固定融合、内镜下融合等方法，并取得了满意的疗效，但仍需大样本数据的支持。

对于症状性副舟骨并发平足，尽管 Kidner 曾提出副舟骨引起的胫后肌腱的内移和力量减弱会导致平足，但现在普遍认为，副舟骨本身并非导致平足的诱因，两种疾病需要进行独立的评估。

内镜下副舟骨-舟骨融合技术近年来也得到应用，经典的开放性入路需要广泛的软组织解剖，因此存在着手术瘢痕疼痛、胫后肌腱僵硬和足底内侧神经损伤的风险。在内镜下使用刨削器清理副舟骨-舟骨接触关节面软骨，经皮打入螺钉固定，具有美容效果好、瘢痕疼痛轻、不愈合风险小，同时可以检查胫后肌腱和距舟关节的优点，缺点是适应证仅为因副舟骨-舟骨之间的纤维软骨联合被破坏引起的症状性副舟骨。

第四节　踝关节韧带损伤

踝关节周围的主要韧带有内侧副韧带、外侧副韧带和下胫腓韧带，功能主要是保证踝关节的稳定，协调踝关节完成各种活动。若踝关节内侧副韧带损伤，将出现踝关节侧方不稳定；若外侧副韧带损伤，则踝关节各方向不稳定。

一、解剖概要

踝关节周围的内侧副韧带又称三角韧带，起于内踝，止于足舟骨、距骨内侧和跟骨的载距突，其是踝关节最坚强的韧带，一般不易损伤，主要功能是防止踝关节外翻；外侧副韧带起于外踝，根据止点又分为止于距骨前外侧的腓距前韧带、止于距骨后外侧的腓距后韧带和止于跟骨外侧的腓跟韧带。因踝关节外踝较内踝长，导致外侧副韧带相对薄弱，易于损伤；下胫腓韧带，又称胫腓横韧带，是胫、腓骨下端之间的韧带，主要用来维持胫腓骨远端的正常解剖关系，稳定踝关节。

二、病因与损伤机制

因踝关节外踝较内踝长，导致外侧副韧带相对薄弱，易于损伤；内侧韧带较集中、宽厚、坚韧，内踝比外踝短，内侧韧带比外侧韧带坚强，也使得踝关节内翻活动的范围比外翻活动的范围要大，促使足背伸内翻的肌肉较强，足跖屈时踝关节较不稳定等解剖生理特点，因此踝关节损伤，尤其是踝关节的外侧韧带损伤最为常见。急性踝关节韧带损伤大多由踝关节扭伤引起，如行走、奔跑或跳跃时脚踩地不稳，上下坡、走楼梯时不慎踩空，或踢球、骑行不慎跌倒，使踝部韧带过度拉伸，致踝部韧带损伤。若距腓前韧带和跟腓韧带同时断裂，或三角韧带完全断裂，多有踝关节暂时性脱位或半脱位，并可合并外踝或内踝骨折。若韧带损伤未及时治疗或久治不愈则会导致踝关节慢性不稳定。

三、临床表现与诊断

1. 临床表现

急性踝关节韧带损伤后多会有疼痛、肿胀和踝关节活动受限，严重时可出现瘀斑，不能负重行走等临床表现。伤处有局限性压痛点，踝关节跖屈位加压，使足内翻或外翻时疼痛加重，应诊断为踝部韧带损伤。对于单纯的内侧副韧带及下胫腓韧带断裂，临床症状多不明显。

2. 体征

踝部疼痛，肿胀，瘀斑和踝关节活动受限等，患处有局限性压痛点，踝关节跖屈位加压，使足内翻或外翻时疼痛加重。

3.影像学检查

在加压情况下的极度内翻位行踝关节正位 X 线检查，外侧关节间隙增宽，若在侧位片上发现距骨向前半脱位，多为外侧副韧带完全损伤；对于单纯的内侧副韧带及下胫腓韧带断裂，X 线片上多表现为内踝与距骨体间隙明显增大。另可通过 X 线检查发现是否有踝部的骨折。

4.分类

根据受损韧带不同可分为外侧副韧带损伤、内侧副韧带（三角韧带）损伤和下胫腓韧带损伤。

根据韧带断裂程度不同，可将损伤分为 3 度。

Ⅰ度损伤：韧带拉伤，关节无不稳定；

Ⅱ度损伤：韧带部分断裂，轻度不稳定；

Ⅲ度损伤：韧带完全断裂，同时合并明显的不稳定。

5.鉴别诊断

注意与周围的肌腱、踝关节骨折等相鉴别。

四、治疗

急性损伤时应立即冰敷，减少局部出血及肿胀，待症状稳定后，可在患处行保守治疗，如患处制动、中药、针灸或封闭治疗等，促进组织恢复，保证关节及韧带功能恢复正常，满足生活运动的需要。经保守治疗无效者应尽早行手术治疗。

1.保守治疗

保守治疗为非手术治疗，主要包括支具制动、内服外用中药、针灸、封闭治疗及针刀治疗。

（1）支具制动：损伤严重者，根据损伤程度可选用绷带、胶布或石膏外固定，保持踝关节于受伤韧带松弛的位置。固定时注意抬高患肢，制动，一般固定 3 周左右。若韧带完全断裂，固定 4～6 周。对于下胫腓关节分离者，无论是单纯石膏外固定还是螺丝钉固定后石膏外固定，患肢负重时间均须在术后 8 周以上。

（2）中药治疗：初期以活血祛瘀、消肿止痛为法，内服七厘散及舒筋丸，外敷五黄散。后期则以舒筋活络、温经止痛为法，内服小活络丹，外用四肢损伤洗方熏洗。

（3）针灸治疗：急性期以舒调经筋、缓急止痛为法，选取局部阿是穴及相应同名经腕关节部穴为主；后期可选患处局部穴舒筋活络，消肿止痛。

2.手术治疗

手术治疗的适应证包括大块的撕脱骨折、踝关节内、外侧韧带严重的损伤以及严重的、复发性的关节明显不稳。

对于如运动员等特殊人群可以根据韧带撕裂程度选择手术干预，可通过直接缝合或者使用同种或异种肌腱移植来修复。目前，Brostrom 加强手术是修复外侧韧带的标准手术，通过伸肌下支持带来巩固外踝韧带力量。

单纯的内侧副韧带损伤非常少见，且损伤较轻，多为保守治疗即可。若合并下胫腓分离，闭合复位失败则需要手术治疗。手术治疗包括下胫腓分离复位、横向螺钉固定下胫腓关节、缝合撕裂的三角韧带等。手术的目的在于恢复正常的踝穴结构。

五、预防与康复

预防踝关节韧带损伤，对于一般人群来说，可通过选择合适的鞋子，以契合人体生理解剖和运动力学规律，进而达到增强踝关节稳定性的目的。对于需要高强度训练的运动员来说，还应通过科学有效的训练改善踝关节的骨骼肌、韧带的虚弱状态，提高运动表现能力。合理热身和拉伸肌肉活动，预防运动损伤的出现，如重视热身活动和针对体育项目特点进行专项准备活动，调整体能状态，提高肌肉、肌腱、韧带的感知能力。拉伸踝关节胫侧三角形韧带、胫骨前肌、小腿三头肌，促进血液循环。采用静力性练习加强外侧韧带的力量，在最大程度上改善踝关节内外侧的力量关系。

踝关节是重要的下肢稳定关节，康复训练以恢复踝关节稳定性为目的。尽早开始功能康复训练，改善踝关节骨折术后患者关节功能，减轻患者疼痛和关节肿胀程度。可被动进行踝关节内外翻训练，达到牵拉踝关节内外侧韧带，改善踝关节内外翻活动度的目的。被动活动的范围视患者疼痛感觉而定，疼痛明显应立即停止，该方式不适用于稳定性较差的内外踝骨折或内外踝韧带损伤早期康复。在内外踝骨折或韧带损伤固定良好后的中、后期康复训练中，踝关节稳定性恢复尚可，此时可主动或辅助进行踝关节的内外翻训练，在更大程度上改善踝关节屈伸活动度，以踝关节局部不产生明显疼痛为度。对于下胫腓联合韧带损伤患者，待韧带结构稳定，并具备了一定的肌力后，可通过踝关节屈伸抗阻运动训练增强腓骨长短肌、腓肠肌、比目鱼肌的肌力，加强踝关节前后方稳定性。另外，腓肠肌跨越了膝关节及踝关节，两者关节屈伸都影响着该肌的初长度，所以膝关节屈伸对踝关节屈伸也有着一定的影响。患者可以根据自身肌力情况，评估踝关节周围稳定程度，决定屈膝还是伸膝的康复训练。

六、研究进展

随着研究的深入，早期关节运动训练的康复理念已逐渐被临床应用。在急性踝关节韧带损伤治疗中，已经由传统的 RICE 原则（Rest：休息；Ice：冰敷；Compression：加压；Elevation：抬高患肢）逐渐发展为 POLICE 原则（Protection：保护；Optimal loading：适当负重；Ice：冰敷；Compression：加压；Elevation：抬高患肢），并也逐渐在临床上得到证实，尽早开始功能康复训练，可以改善踝关节骨折术后患者关节功能，且可减轻患者疼痛和关节肿胀程度。

近年来，对于踝关节韧带损伤的研究主要集中于韧带损伤的预防与康复。如本体感觉训练能降低运动员踝关节扭伤的发生率，提高神经肌肉控制能力，增强对躯体正常姿势的维持能力，增强踝关节的位置觉感知能力，可以有效地预防和治疗踝关节损伤。Thera-Band 弹力带渐进式抗阻运动疗法可以有效治疗和预防踝关节内翻损伤，并且可以显著增强踝部的肌力，缓解疼痛，恢复关节功能，且其拥有方便、安全、适用广泛、易于操作等特性。静态拉伸训练早期即可通过降低肌肉-肌腱负荷被动刚度而增加关节活动范围、通体的柔韧性及肌腱的弹性能利用率，从而有利于提高拉长-缩短周期运动表现。训练后各阶段下肢刚度降低的同时可增加各关节缓冲吸收能力，提示静态拉伸训练可调整缓冲模式，提高关节能量吸收，尤其是提高踝关节能量吸收，从而降低踝关节损伤风险。

第五节　腓骨肌腱外伤性脱位

腓骨肌腱外伤性脱位是指腓骨肌腱在外力作用下脱离正常的解剖位置，腓骨肌腱失去支撑点，或者在肌腱鞘内改变了正常的解剖位置，从而导致外踝稳定性减弱、踝部疼痛和功能异常等症状。该损伤多发生在滑雪、篮球、滑冰、足球、橄榄球和体操等运动中。

一、解剖概要

腓骨肌共有两条，分别为腓骨长肌和腓骨短肌。腓骨短肌起自腓骨外侧面下 1/3 部，沿腓骨外侧向远端走行，止于第 5 跖骨粗隆。腓骨长肌起于腓骨外侧面上 2/3 部，沿腓骨外侧向远端走行，止于内侧楔骨和第 1 跖骨底，腓骨长肌覆盖部分腓骨短肌。腓骨长肌和腓骨短肌下端肌腱在经过外踝后缘的腓骨肌沟时，均转向超过 90° 绕过足底，移行向足内侧至足底止点。腓骨肌受腓浅神经支配，收缩时起到踝关节外翻的作用。

腓骨肌腱在腓骨远端后缘的骨纤维管道中走行。骨纤维管道的前壁是腓骨肌沟，外侧壁是纤维软骨脊和腓骨肌腱上支持带（superior peroneal retinaculum，SPR），后壁是腓骨肌腱上支持带和小腿深筋膜，内壁是跟腓韧带和距腓后韧带。腓骨肌沟是凹面的，边缘有凸出的纤维软骨脊。纤维软骨脊位于腓骨肌沟前侧并向远端逐渐增厚 2 ～ 4 mm，有利于增加肌沟的深度，起到稳定腓骨长、短肌腱的作用。腓骨肌沟的形态在维持肌腱稳定性中同样有重要作用，并且在个体中存在变异。外踝后下方的深筋膜增厚，形成腓骨肌腱上、下支持带。腓骨肌腱上支持带由致密纤维组成，起源于外侧腓骨远端，与骨膜相连，止于跟腱深层的筋膜，将腓骨长、短肌腱限制于外踝后下方，是防止肌腱脱位的最主要结构；腓骨肌腱下支持带近端续于伸肌下支持带，远端止于跟骨外侧面前部，有固定腓骨长、短肌腱于跟骨外侧面的作用。两肌腱共同包绕在同一个腱鞘内穿过支持带深面。

二、病因与损伤机制

腓骨肌腱外伤性脱位大多为患者在进行篮球、足球、滑冰和体操等运动或其他创伤时导致腓骨肌上支持带断裂或松弛，导致腓骨肌腱滑出腓骨肌沟而向外踝外前方脱位。

其损伤机制主要分为两种：①踝背伸、足外翻位时腓骨肌强烈收缩致腓骨肌腱上支持带松弛、断裂，腓骨肌腱突破腓骨肌腱上支持带或者纤维软骨脊，在外踝表面形成假囊结构，这是最常见的急性腓骨肌腱脱位机制，常见于滑雪、足球、篮球、网球、体操和橄榄球等运动中。②踝关节处于跖屈内翻位时突然背伸，腓骨肌反射性收缩，或踝关节处于跖屈位时突然起跳，腓骨肌主动强烈收缩，肌腱向外踝前方牵引，撕裂支持带也可引起腓骨肌腱脱位。

三、临床表现与诊断

1. 临床表现

急性脱位时，患者常有背屈外翻扭伤史，感觉外踝后方有弹响，伴疼痛，踩在不平的地面上症状加重。急性损伤的病理是腓骨肌腱上支持带断裂，通常伴有软组织肿胀和外踝后侧的血肿。复发性脱位时，患者可有反复的踝关节扭伤和不稳定病史，并且可能有反复的弹出感和弹响声。

2. 体征

肿胀和压痛位于外踝后方。踝背伸和足外翻抗阻试验可诱发局部疼痛，但肌腱脱位诱发试验往往因外踝部肿胀及患者惧怕疼痛而无法引出；若怀疑踝部外侧副韧带断裂，可以用前抽屉试验和足内翻试验（图 8-5）判断外侧副韧带是否损伤。

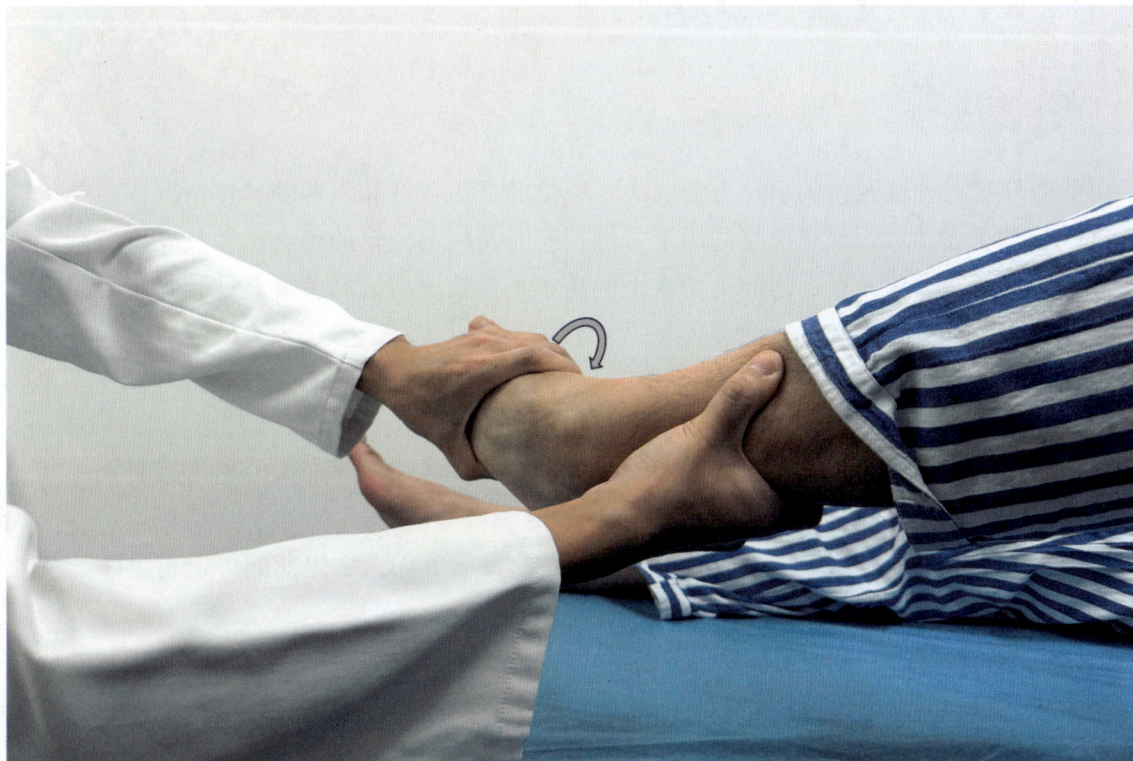

图 8-5　足内翻试验

3.影像学检查

X线检查可发现外踝有腓骨皮质一小片薄片样撕脱（斑点征）时，即可诊断Ⅲ级腓骨肌腱脱位，但临床中超过一半的Ⅲ级腓骨肌腱脱位较难发现撕脱的骨片；CT可准确判断是否有腓骨肌腱脱位；超声检查适用于评估肌腱病、肌腱撕裂、腱鞘炎等状况下肌腱的形态结构。超声检查是诊断腓骨肌腱鞘内半脱位的主要检查方法。

4.分类

根据 Ecker 和 Oden 提出的分级系统将腓骨肌腱脱位分为四级。

Ⅰ级：占损伤的 51%，腓骨肌腱上支持带连同骨膜从外踝上撕脱，腓骨肌沟前外侧形成假囊，腓骨肌腱突破纤维软骨脊卡压在腓骨骨膜下。

Ⅱ级：占损伤的 33%，腓骨肌腱上支持带和远端的 1～2cm 纤维软骨脊发生撕脱被抬起，腓骨肌腱脱位于纤维软骨脊下。

Ⅲ级：占损伤的 16%，腓骨肌腱上支持带附着的皮质骨发生撕脱，肌腱滑脱至骨块下。

Ⅳ级：腓骨肌腱上支持带从腓骨后外侧附着点上完全撕脱损伤，而腓骨骨膜保持完整，腓骨肌腱偶尔可移位到腓骨肌上支持带前面。

5.鉴别诊断

通常踝关节扭伤更容易导致踝关节外侧副韧带受损，故应注意与踝关节外侧副韧带损伤相鉴别。腓骨肌腱脱位肿胀和压痛位于外踝后方，而踝关节外侧副韧带损伤多伤及距腓前韧带和跟腓韧带，故肿胀和压痛位于外踝前下方。临床上还应注意与单纯的腓骨肌撕裂、腓骨长肌狭窄性腱鞘炎、腓骨肌腱炎等相鉴别。

四、治疗

腓骨肌腱外伤性脱位的治疗方法取决于脱位的严重程度和患者的具体情况，主要包括保守治疗和手术治疗。保守治疗适用于急性损伤时及病情较轻的患者，但复发率较高。对于年轻患者、需要快速重返伤前运动水平的高水平竞技运动员以及复发性腓骨肌腱脱位患者，建议进行手术治疗。

1.保守治疗

腓骨肌腱脱位较轻，无临床症状者可保守治疗。主要包括支具制动、内服及外用中药、针灸、封闭治疗及针刀治疗。

（1）支具制动：轻微跖屈，用石膏或绷带固定 4～6 周，固定期间可进行足跖趾及趾间各关节主动活动，患肢禁止不负重行走。

（2）中药治疗：损伤早期，应选用止损、消炎、镇痛、活血化瘀类中药方剂内服外敷。后期拆除固定后，选用行气止痛、活血化瘀、软坚散结类中药外敷及熏洗。

（3）针灸治疗：损伤早期，患部及小腿可进行针刺，选穴丰隆、陷谷、内庭等。中后期可给予超声波及微波理疗辅助。

（4）封闭治疗：外踝局部封闭治疗也可有一定的疗效。

2. 手术治疗

通常手术治疗用于长期半脱位或脱位的腓骨肌腱，但对于年轻人或者专业运动员的急性损伤，也多会优先选择手术治疗。手术治疗的目的是修复或重建腓骨肌腱的正常解剖位置，减少复发的可能性，并恢复踝关节的稳定性和功能，可以避免关节慢性不稳定、脱位的肌腱撕裂等继发损害。急性损伤时的手术治疗方法主要为 SPR 缝合修补术。对于慢性复发性脱位，手术治疗方法主要包括骨阻挡术、SPR 止点重建术、腓骨肌沟加深术、软组织加强术和再排列术等，均可取得较好的疗效。

五、预防与康复

腓骨肌腱外伤性脱位大多为患者在进行体育运动或踝部不慎扭伤导致腓骨肌腱上支持带松弛或断裂，导致腓骨肌腱滑出腓骨肌沟移向外踝前外侧。预防措施应着重于引起腓骨肌腱外伤性脱位的外在因素。在运动前，可先做好热身运动，拉伸跟腱和腘绳肌。跟腱可限制踝关节的被动背屈，因此推荐拉伸跟腱运动作为预防措施。药物如皮质类固醇和氟喹诺酮类药物应该小心谨慎，只有在医疗指征明确和证据确凿的情况下才可使用。

腓骨肌腱外伤性脱位后的康复过程必须遵循跟腱愈合的病理生理机制，既要防止对未愈合的组织施加过度负荷，又要预防制动、废用对已愈合组织的负面影响。术后恢复方案的制定需要结合患者个体情况，同时考虑患者对运动功能的需求，早期负重活动可改善术后粘连。应根据是否行 SPR 止点重建术制定康复方案，如果进行了修补，应避免负重，制动 2 周，避免支持带愈合不佳。完全康复需约 4 个月的时间，其间可结合理疗，如冷敷、电刺激、按摩等方法控制疼痛和肿胀。术后 2 周内患肢制动，禁止负重；2～4 周可轻微负重；6～8 周适当负重的同时可活动患肢，进行适度的力量训练；8 周后患肢可完全负重行走；12 周后可进行一般的跑步运动；半年左右则可进行体育项目训练和腓骨肌腱的刺激训练。

六、研究进展

对于腓骨肌腱脱位的研究主要集中于影像学和手术治疗上。研究表明，对于不伴 SPR 止点撕脱骨折的腓骨肌腱脱位，影像学检查首选 MRI 检查。对于腓骨肌腱半脱位患者来说，超声检查可以动态评估腓骨肌腱的形态结构，是腓骨肌腱鞘内半脱位诊断的首选方法。对于腓骨短肌腱撕裂患者来说，在 MRI 检查矢状位 T2 序列中，可以观察腱周和腱内信号情况及腓骨肌腱走行的规则性。若 MRI 检查显示肌腱结构不规则，呈扁平或分裂状，则说明腓骨短肌腱可能存在撕裂，此时，在 T2 加权像中，若在肌腱的裂隙中有混杂信号，肌腱周围有积液，则进一步说明腓骨短肌腱存在撕裂。但无论腓骨肌腱脱位、半脱位或腓骨短肌腱撕裂，肌腱镜检查是"金标准"，如果临床上高度怀疑腓骨肌腱脱位、损伤，但在影像上缺乏证据时，可以行诊断性肌腱镜检查。

目前，对于急性脱位，文献报道非手术治疗后脱位复发率较高，而SPR缝合修补术取得较好效果和患者满意率。对于慢性复发性脱位，手术方式较多，其中，SPR止点重建术和腓骨肌沟加深术有更显著的疗效，但目前仍缺少大样本的循证医学资料及对比研究来证实某一具体手术方法的优越性。

参考文献

［1］柏树令,应大君.系统解剖学[M].8版.北京:人民卫生出版社,2013.

［2］陈孝平,汪建平,赵继宗.外科学[M].9版.北京:人民卫生出版社,2018.

［3］崔慧先,李瑞锡.局部解剖学[M].9版.北京:人民卫生出版社,2018.

［4］戴闽,帅浪.骨科运动康复[M].2版.北京:人民卫生出版社,2016.

［5］邓恩,郭秦炜.腓骨肌腱脱位的诊断与治疗研究进展[J].中国运动医学杂志,2018,37(6):535-540.

［6］冯骏,李宏斌.症状性副舟骨诊断与治疗研究进展[J].交通医学,2020,34(3):254-257.

［7］黄桂成,王拥军.中医骨伤科学[M].5版.北京:中国中医药出版社,2021.

［8］中华医学会运动医疗分会足踝工作委员会,白露,常非,等.跟腱止点性腱病临床治疗专家共识[J].中国运动医学杂志,2019,38(10):829-833.

［9］李明秀,王轩,常鑫,等.副舟骨合并平足畸形诊治进展[J].国际骨科学杂志,2022,43(6):352-356.

［10］林锦塈.运动中踝关节损伤的预防与康复研究[J].当代体育科技,2020,10(29):73-74+77.

［11］吕昊润,徐海林.腓骨肌腱损伤诊疗进展[J].中华骨与关节外科杂志,2020,13(4):341-347.

［12］宋玉洁.跟腱止点腱病保守治疗专家共识[J].足踝外科电子杂志,2021,8(2):1-9.

［13］瓦尔德拉巴诺,伊斯利.足踝运动骨科学[M].秦晓东,主译.沈阳:辽宁科学技术出版社,2019.

［14］王磊,张宇航,申琳,等.急性踝关节外侧韧带损伤的中西医诊疗现状[J].中国城乡企业卫生,2021,36(6):33-35.

［15］王正义.足踝外科手术学[M].2版.北京:人民卫生出版社,2014.

［16］胥少汀,葛宝丰,卢世璧.实用骨科学[M].4版(修订本).郑州:河南科学技术出版社,2019.

［17］于长隆,敖英芳.中华骨科学:运动创伤卷[M].北京:人民卫生出版社,2010.

［18］张轩,赵文博,唐康来,等.腓骨肌腱滑脱症的诊断、治疗和康复研究进展[J].中华创伤杂志,2022,38(8):750-759.

（刘　康　曹延广）